명의들이 말해주는 똑똑한 건강 관리법

K-Health를 이끄는
슬기로운 건강검진

명의들이 말해주는 똑똑한 건강 관리법

K-Health를 이끄는 슬기로운 건강검진

권혜령 지음

예미

현대에 있어 개인의 궁극적인 가치는 몸이어야 합니다. 몸이 건강하지 않고는 그 어떤 이상도 이룰 수 없습니다. 그러나 현실은 기대수명 100세를 바라보는 시대에 건강수명은 73세에 불과할 정도로 건강한 몸을 유지하기는 쉽지 않습니다.

이번에 발간된 《K-Health를 이끄는 슬기로운 건강검진》은 대한민국 국민이면 누구나 받고 있는 건강검진에 대한 지침서입니다. 하나로 의료재단의 축적된 40년 경험으로 건강검진의 진짜 효용을 이야기하고 있습니다. 옆에 놓고 평생 같이 가야 할 친구 같은 책입니다.

법무법인(유) 광장 대표 변호사 **길태기**

초고령사회가 도래하면서, 단순히 오래 사는 것이 아닌 '건강하게 오래 사는 것'이 현대사회의 큰 화두이다. 각종 매체에서는 수많은 건강 정보가 범람하지만, 올바른 정보를 선별하는 것은 오로지 우리의 몫이다.

《K-Health를 이끄는 슬기로운 건강검진》은 널리 퍼져 있는 그릇된 건강 상식을 바로잡아 주고 스스로 건강을 지킬 수 있는 방법을 이야기한다. 부디 많은 사람들이 이 책을 통해 더 건강하고 만족스러운 삶을 살아가길 바란다.

동화그룹 · 한국일보 회장 **승명호**

한의학의 고전인 《황제내경》에는 '성인 불치이병 치미병聖人不治已病治未病'이라는 말이 있다. 최고의 의사는 이미 병든 것을 치료하지 않고 아직 병들지 않은 것을 치료한다는 뜻이다.

이미 병이 들었을 때는 힘든 치료과정과 많은 비용이 들지만, 아직 병들지 않았을 때 관리하여 예방하는 것이 저비용·고효율의 건강관리 방법이며, 이것이 최선의 방법이라는 것은 동서고금을 통하여 불변의 진리이다.

하나로 의료재단은 건강검진 전문기관으로 40년을 이어 오면서 최고의 경험과 자료, 노하우를 갖고 있다. 이 책은 하나로 의료재단 40년 역사의 바탕 위에서 건강한 생활을 위해 가장 핵심적인 내용을 간추린 것으로 예방의학의 훌륭한 길잡이가 될 것이다.

법무법인(유한) 태평양 변호사 **안영욱**

건강하고 오래 살기 위해 꼭 필요한 것이 건강검진이지만 정작 평소에 건강한 나를 위해서는 어떤 노력을 해야 하는지 잊고 사는 게 우리의 현실입니다. CT·MRI 촬영부터 위·대장 내시경 검사는 물론이고 대사증후군에 암 환자 관리, 노년층 운동법 등 그야말로 백세건강을 위한 정보를 얻을 수 있는 귀한 책이 출간돼 감사드립니다.

건강검진이 왜 필요한지, 어떻게 받아야 할지, 건강하게 사는 법을 일목요연하게 풀이한 건강 지침서를 통해 우리의 삶이 보다 윤택할 수 있기를 희망합니다.

이화여자대학교 의무부총장 겸 의료원장 **유경하**

현대사회에서는 질병의 치료를 넘어서 건강한 삶을 실현하는 것이 무엇보다 중요한 가치로 인식되고 있다. 하지만 이를 위한 방법을 찾기란 쉽지 않다. 국내 최초 건강검진 전문기관으로 시작해 40년간 풍부한 의학적 경험을 쌓아 온 하나로 의료재단이 발간한 이 책은 의료진들의 전문성에 바탕을 두고 있다. 건강관리를 위한 검진의 중요성, 생활습관, 운동법까지 다양한 방법을 제시해 주고 있다.

JW그룹 회장 **이경하**

하나로 의료재단의 창립 40주년 기념도서 발간을 축하합니다. 하나로 의료재단은 보건예방의료의 선구자로서 최초의 건강검진 및 진단검사 기관으로 출발한 이후 한결같은 소명의식으로 대한민국 의료 발전에 기여해 왔습니다.

최고의 치료는 예방이며 정확한 진단을 통한 건강관리입니다. 하나로 의료재단은 많은 검진기관의 모델이며 코로나 팬데믹과 같은 전염병 기간에는 국가적 재난 극복에 기여하여 왔습니다. 이 도서를 통하여 하나로 의료재단이 추구해 온 검진 및 진단 관리의 노하우를 일반국민들과 나눌 수 있게 되어 기쁘게 생각하며 추천합니다.

온누리교회 담임목사, 한동대학교 이사장 **이재훈**

하나로 의료재단의 40주년을 진심으로 축하드립니다. 오랜 시간 옆에서 지켜본 하나로 의료재단 권혜령 이사장님과 훌륭한 의료진들은 한결같이 따뜻한 성품으로 건강한 사회를 구현함에 있어 투철한 사명감으로 건강진단 문화를 선도하고 있다고 생각합니다.

이번에 발간된 책은 40년간의 풍부한 빅데이터를 기반으로 건강검진 준비 과정에서부터 자칫 놓칠 수 있는 검진결과의 정보 활용까지, 많은 사례를 참고하여 집필되어 독자들의 건강검진과 건강관리에 좋은 길잡이 역할을 할 것으로 생각합니다. 이 책을 통하여 많은 독자들이 건강한 삶을 누릴 수 있기를 진심으로 기원합니다.

연세대학교 세브란스병원장 **하종원**

《K-Health를 이끄는 슬기로운 건강검진》은 우리 모두의 건강한 삶을 위한 지침서로, 우리나라 최고의 건강검진 전문기관인 하나로 의료재단의 40년 풍부한 경험에서 나온 건강관리 노하우가 '농축'된 책이다. 건강검진과 건강관리에 대한 정확한 이해를 돕고 건강하고 행복한 삶을 위한 최신 정보를 제공하고 있다. 건강한 삶, 행복한 삶을 원한다면 이 책을 읽어 보길 추천한다.

한국과학기술한림원 이사장 **한민구**

건강검진이 K-Health를
이끄는 원동력

10여 년 전 캐나다의 신생아 집중치료실 시설과 치료들을 알고 싶어 밴쿠버의 아동병원 신생아 집중치료실을 방문한 적이 있다. 점심시간에 중국계 캐나다 신생아 의사가 나에게 'Great Janggeum'을 아냐고 한다. 처음 듣는 말이라 의아해하고 있는데 자기 가족과 친척들은 주말에 모두 모여 한국 드라마 'Great Janggeum' 비디오를 온종일 본다고 한다. 그때서야 'Great Janggeum'이 드라마 〈대장금〉을 뜻하는 것을 알아채고 나도 재미있게 보았다고 하면서 대화를 나누었던 기억이 새롭다.

최근 〈오징어게임〉 등 한류 드라마가 세계를 휩쓸고 있다.

그리고 유엔 총회에 초청된 BTS가 몰고 온 K-Pop의 열기는 세계 10대, 20대들은 물론 전 연령층을 열광하게 한다. 이런 K-Pop의 열기에 이어, 국내에서 성장한 피아니스트 임윤찬이 반 클라이번 국제 콩쿠르에서 우승하면서 줄리아드 음악학교 같은 세계적 교육기관에서 수학하지 않은 토종 한국 음악가들이 세계 무대에서 두각을 나타내며 K-Classic의 시작을 알리고 있다. 최근에는 전투기, 자주포, 탱크, 전투함정은 물론 잠수함까지 수출을 시작하면서 K-방위산업의 저력에 세계가 놀라고 있다.

나는 우리나라가 그 무엇보다도 세계적으로 앞서 있고 경쟁력을 갖춘 분야가 의료라고 생각한다. 우리나라 의사들처럼 단위 시간에 그 많은 환자를 오진 없이 진단하고 치료하는 의사들은 세계 어디서도 볼 수 없다. 3분 진료는 우리나라 의사들만 할 수 있는 경쟁력이다. 3분 진료로 병원 문턱이 낮아진 덕분에 미국 같은 나라에서는 전문의 한번 보려면 수 주에서 몇 개월을 기다려야 하지만, 당일에 전문의 진료가 가능한 나라가 대한민국이다. 전문의 만나기도 쉬울뿐더러 진료비도 미국의 1/10도 안 된다.

우리나라 로봇 수술은 수술 건수도 세계적이지만 대부분의 수술에서 로봇 수술을 사용하여 로봇 수술 표준매뉴얼을 작성하고 있다. 많은 외국 의사들이 로봇 수술을 배우러 한국 대학병원들을 찾는다. 간암 수술도 세계를 선도한다. 우리나라에서 제일 흔한 암인 위암의 경우 세계 최고의 치료성적을 자랑한다. 세계 최고의 암병원인 MD 앤더슨 암병원의 위암 환자 5년 생존율은 70% 전후이지만 연세암병원 위암 환자 5년 생존율은 90%를 상회한다. 그 이유는 위 내시경을 포함한 건강검진을 통하여 암이 조기발견되기 때문이다. 암 환자의 생존율은 조기에 암을 발견하느냐 말기에 암을 발견하느냐에 따라 전혀 다르다.

미국 보스턴에 사는 교포분이 소화가 되지 않아 미국인 가정의에게 위 내시경 검사를 요청하였으나 수차례 거절을 당한 후에야 실시한 내시경 검사에서 위암이 발견되었다. 위암 수술을 받아야 할 터인데 전문 외과의사의 진료 예약과 정밀검사 그리고 입원까지 얼마나 많은 시간이 소요되는지를 잘 알고 있고, 게다가 천문학적 치료비용을 생각할 때 서울에서 수술을 받는 것이 좋겠다고 결정하였다.

위암 판정을 받고 바로 서울행 항공권을 예약하고 귀국하여 국내 대학병원에서 위암 수술을 진행하였다. 수술 후 5년이 지난 교포분은 미국에서 여생을 건강하게 잘 즐기고 있다.

우리나라의 국가건강검진은 생애주기별 건강검진이다. 생후 4개월부터 영유아 건강검진이 시작되어 나이가 들 때마다 단계적으로 검사 항목이 추가되어 노인 연령이 되면 치매 검사까지 포함된다. 이렇게 요람에서 무덤까지 평생 동안 국가 의료보험에서 건강검진을 지원한다. 이렇게 태어나서부터 사망 시까지 건강검진을 시행하는 나라는 한국과 일본 정도이다. 그러나 전 국민을 대상으로 평생 건강검진을 거의 강제 시행하는 제도를 가진 나라는 지구상에 대한민국밖에 없다.

건강검진은 질병 치료보다는 질병 예방을 목표로 한다. 질병 예방에 비용을 100원 지불하면 향후 600원의 질병 진료비 지출을 막을 수 있다. 우리나라 의료보험에서 전 국민을 상대로 국가건강검진을 시행하는 목적은 질병 예방에 보험 예산을 지출함으로써 질병이 생겨서 치료하느라 들어가는 치료비 지출을 절감하기 위함이다. 우리나라 국민들은 국가건강검진을 통하여 조기에 암을 발견하여 완치가 되거나, 성인병이 생길 가능성을 미리 알고 생활습관을 고쳐 건강한 삶을 살게 되었으니 얼마나 다행한 일인가. 장수 노인이 늘어 노인 인구가 증가하는 것도 국가건강검진의 혜택의 일부라고 생각된다.

의료 분야에서는 건강검진이 국가경쟁력이다. 질병 치료 분야에서 의사들의 실력이 세계적이지만 사회주의 의료보험에서 오는 저수가 정책으로 대학병원은 물론 개인 의원도 하루하루 벌어야 생존이 가능하기 때문에 K-Health를 시작할 엄두를 못 내고 있다. 참으로 안타까운 일이다. 주무 부서인 보건복지부에서도 자본을 개방하는 자본개방형 병원을 일으켜서 병원 경쟁력을 높여 국부를 창출하는 산업분야로 키울 의도는 찾아보기 힘들다. 지금부터는 사회주의 의료보험 병원과 자본주의 자본개방형 병원을 동시에 키워야 한다.

지금 당장은 건강검진이 K-Health를 이끄는 원동력이 될 수밖에 없다. 우리나라에서 반나절이면 끝나는 건강검진이 미국에서 받으려면 수개월이 걸리고, 비용도 수십 배이다. 이 책을 읽고 건강검진을 슬기롭게 받으시면 99세까지 팔팔하고 행복하게 살아가실 수 있다고 생각한다.

연세의대 명예교수, 하나로 의료재단 명예원장,

전 연세의료원장 **이철**

아무리 강조해도 지나치지 않은
건강검진의 중요성

어떻게 하면 건강하게 살 수 있을까? 질환에 걸리지 않거나 빨리 발견해서 치료하면 된다. 질환 예방 및 조기발견, 이 두 가지를 가능하게 하는 기적의 방법이 하나 있다. 바로 건강검진이다. 생각보다 답안이 '평범'하여 시시하게 느껴지는가? 그렇지 않다. 우리가 사는 세상에는 평범함 속에 귀한 진리가 숨어 있을 때가 많으니까.

사람들은 질환을 치료하는 데 많은 시간과 경제적 비용을 쓰지만, 사실 질환 예방이나 조기발견이 가능해지면 치료 때보다 훨씬 더 적은 시간과 비용이 소모될 것이다. 국가건강검진 및 직업군에 따른 특수건강진단 그리고 가족력·생활습관·연령 등에 따른 검진 등을 때맞춰 잘 받으면 질환을 예방하고, 암을 비롯한 중대 질환을 조기발견하여 내 건강을 지키고 삶의 질을 제고할 수 있다.

특히나 암과 만성질환의 경우 발병 초기에 당사자가 발병 사실을 잘 인지하지 못하다가 증상이 나타나면 뒤늦게 알게 되는 경우가 많다. 질환별 특성에 따라 자각증상이 잘 느껴지지 않는 경우도 있다. 당사자가 이상하다고 느낄 정도가 되면 치료의 적기를 놓쳤을 가능성이 높으므로 이런 증상이 나타나기 전에 조기발견하는 게 중요하고, 이를 위해서는 건강검진만 한 것이 없다.

현대인들은 건강에 대한 관심이 높음에도 불구하고 스트레스와 과로, 잘못된 식습관, 불면증 등으로 인하여 '건강이 좋지 않은 것 같다'고 느끼는 사람들이 많다. 관심이 많은 것에 비하면 자기 건강을 잘 돌보지 못하는 것. 누구나 백세시대를 꿈꾸지만 진짜 건강하게 백세에 도달하는 사람이 흔하지 않은 만큼 하루빨리 내 몸을 진지하게 돌아봐야 한다.

하나로 의료재단은 무병장수無病長壽의 꿈을 가진 사람들을 위해 이 책을 펴냈다. 하나로 의료재단을 잠시 소개하면, 국내 최초 설립된 건강검진 전문기관으로 올해로 설립 40주년을 맞이했다. 종로센터·강남1센터·강남2센터 등 총 세 곳의 국내 검진센터와 몽골 울란바토르 및 중국 항주에도 해외 검진센터를 운영하고 있으며, 국내외 저명한 명의^{名醫}들을 필두로 풍부한 임상경험과 실력을 겸비한 80여 명의 전문의와 600여 명의 임직원이 최상의 퀄리티 케어^{Quality Care}와 고객만족과 편의를 극대화한 건강검진 서비스를 구현하기 위해 노력하고 있다.

'검진'에서 '치료'까지 One-Stop Service를 구축하여 검진 중 질환 발견 시 외래진료를 받을 수 있는 통합 의료 프로세스를 시행 중이며, 위·대장 내시경 동시 진행 및 당일 용종 제거 등을 진행한다. 연간 3,500여 개 기업체 건강검진 등 약 45만 명이 하나로 의료재단을 통해 질병 발생을 예방하고 건강을 관리하는 중이다. 하나로 의료재단에서 검진을 받은 수검자들은, 검진 결과를 바탕으로 하나로 의료재단의 외래센터에서 전문의와의 진료를 통해 이후 건강관리 계획을 세울 수 있다. 대사증후군을 비롯한 만성질환자의 경우 '더 건강한 영양 연구센터'에서 식습관 상담을 통해 개인별 맞춤 식단관리도 가능하다.

하나로 의료재단은 이 책에 그동안의 경험을 집대성하였다. 건강검진을 똑똑하게 활용하여 많은 사람들이 자기 건강과 삶의 질을 지키면서 행복하게 살아가기를 바라는 마음에서이다. 무려 40년간 건강검진을 시행해 오면서 일반인들이 검진과 관련하여 잘못 알고 있는 오해와 반드시 알아야 할 상식을 알기 쉽게 정리하였고, 아울러 현대인들이 많이 걸리는 주요 질환에 대한 관리법, 명의들의 건강 관리법을 통해 평소 내 몸 건강을 어떻게 돌봐야 하는지 등도 꼼꼼하게 기록하였다. 그간 하나로 의료재단이 수많은 수검자들을 만나며 획득한 의료현장의 생생한 사례들을 바탕으로 하였기에 독자들이 쉽게 이해할 수 있고 공감할 수 있을 것이다.

유비무환有備無患이라는 말이 있다. '준비가 있으면 염려가 없다'는 의미로, 제때 건강검진을 잘 받고 올바른 생활습관·식습관을 늘 지킨다면 건강과 관련된 큰 환란을 방지할 수 있다. 이 책을 읽는 독자들이 이 책으로 인해 건강을 잘 지켜서 '유비무환'을 달성할 수 있기를 진심으로 소원한다.

하나로 의료재단 이사장

권혜령

차 례

PART 1

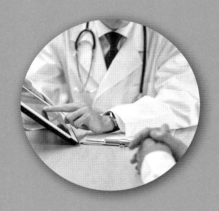

PART 1

건강검진
똑똑하게 받자

건강검진이 불편하다!

2년마다 찾아오는 시험기간

두근두근.

병원 문을 바라보면서 심장이 두근대는 걸 느꼈다. 2년간 그럭저럭 잘 살아왔다고 생각하면서도 이상하게도 건강검진을 받는 날만 되면 심장이 쿵쾅대는 걸 어찌할 수 없다.

병원 안으로 들어서니 드넓은 홀에 사람들이 가득 차 있었다. 건강검진에 진심인 사람들이 이렇게나 많았던가? 이른 아침이었지만 검진 접수처는 대기하는 사람들로 붐볐다. 다행히도 집에서 문진표를 작성해 온 터라 수월하게 접수가 가능했다. 안내받은 탈의실에서 환복을 하고 신체계측을 시작으로 본격적인 건강검진이 시작되었다. 이리저리 검사실을 쫓아다니면서 과정마다 사람들과 뒤엉키고, 피곤이 쌓여 갔다. 검진에 처음 임했을 때의 진지함은 사라지고 빨리빨리 진행돼 끝나길 바랄 뿐이다.

가장 긴장했던 순간은 위 내시경이었다. 혹이 발견될까 봐, 내시경 끝나고 나서 아플까 봐, 마취 상태에서 헛소리를 할까 봐, 온갖 걱정이 머릿속을 오갔다. 내시경 검사가 끝나고 회복실에서 깨어나자 간호사가 의사와의 진료를 안내해 주었다. 의사는 내시경 촬영 영상을 보여 주면서 "약간의 위염이 있으나 이 정도면 웬만한 사람들이 다 있는 편"이라면서 "평소 소화불량이나 속쓰림 등 증상이 없다면 약 복용까지는 필요 없다"고 했다.

얼마 후 이메일로 검진 결과가 왔다. 내용을 열어 보니 총 콜레스테롤, HDL 콜레스테롤, 트리글리세라이드, LDL 콜레스테롤 등등 매번 봐도 낯선 단어들과 수치가 나열돼 있다. 어디에도 암이 발병했단 말은 없으니까 안심이 됐다. '공복혈당이 좀 높긴 하지만 별로 아프지 않으니까 뭐……. HDL 콜레스테롤은 낮은데 LDL 콜레스테롤은 높네……'라고 생각하다가 파일을 닫았다.

'운동을 좀 해야 할 텐데', '식사량을 조절해야 하나', '대장 내시경은 언제 하지'와 같은 생각을 했지만 그야말로 잠시뿐이다. 하루, 이틀, 일주일이 지나면서 이런 생각들은 점차 머릿속에서 사라졌다. 그걸 오래도록 기억하기엔 일상이 너무 바쁘니까.

우리가 2년에 한 번 건강검진을 받을 때 대부분 위와 같은 모습이지 않을까. 검진받을 때가 되면 바싹 긴장하면서 건강에 급관심을 갖다가, 결과를 받아 들고 '큰 이상'이 없다는 얘기를 들으면 어느새 잊어버리고 만다. 관심사는 오로지 암 발병 여부에 치우쳐져 있고, 다른 수치들은 살짝 마음에 걸렸다가 잊혀진다. 결과지에 기록된 소중한 나의 건강 정보는 어느새 휴지통으로 들어간다.

바로 이것이 건강검진제도의 현실이다. 건강을 지키는 기회가 된다기보다 2년에 한 번씩 치러지는 통과의례적인 행사로 끝난다. 이래서야 검진을 받은 당사자, 검진을 지원하는 국가, 검진을 수행한 의료기관 중 어느 누구도 건강검진제도의 진짜 목적을 달성했다고 할 수 없다.

"건강검진제도 도입 취지를 잘 살린다면
개인뿐 아니라 국가적으로도 매우 훌륭한 제도이다."

건강검진의 목적은 질병 예방과 조기발견이다. 건강검진기관을 통해 진찰 및 상담, 신체검사, 진단검사, 병리검사, 영상의학검사 등 의학적 검진을 시행해 수검자의 건강 상태를 확인하고 질병을 조기발견하거나 예방한다. 이것이 국가에서 비용을 지원해 검진을 실시하는 이유이다. 검진을 받는 국민들은 질환, 특히 암 발견에 포커스를 두지만, 궁극적으로 질환 예방·생명 연장·삶의 질 향상까지 추구하는 게 국가건강검진제도이다. 출처 : 질병관리청 국가건강정보포털(health.kdca.go.kr) '건강검진(국가건강검진)'

하나로 의료재단 이덕철 원장(가정의학과 전문의)은 건강검진의 예방의학적 기능이 잘 발휘되지 않고 있다고 아쉬움을 표했다.

"영유아부터 성인까지 생애 전 주기 건강검진을 시행하는 나라는 전 세계에서 우리나라뿐입니다. 건강검진제도 도입 취지를 잘 살린다면 개인뿐 아니라 국가적으로도 매우 훌륭한 제도가 되는 거죠."

'눈앞의 의사'를 잘 활용하고 있는가

그렇다면 어떻게 해야 질병 예방과 조기발견이란 검진제도의 취지를 잘 살려 생명을 연장하고 삶의 질 향상까지 달성할

수 있을까? 하나로 의료재단 외래센터 김원호 원장(내과 전문의)
은 "진료를 받아야 할 때와 검진을 받아야 할 때를 구분해서
의사를 이용하면 된다."는 답을 내놓았다. 얼핏 알쏭달쏭한
얘기처럼 들리지만 각 단어의 의미를 생각하면 이해가 쉬워
진다.

　진료는 아팠을 때 의사에게 받는 행위이다. 의사는 환자를
진료하여 질환을 진단하고 치료계획을 세운다. 반면에 검진
은 아프지 않아도 받는다. 병증이 없는 사람을 상대로 질병 유
무를 확인하기 위한 스크리닝screening이다. 우리 국민들은 국
민건강검진제도 덕분에 2년에 한 번씩 반드시 검진을 받는다.
진료는 질환 치료의 목적이, 검진은 질환 예방의 목적이 있는
것이다.

　그런데 병원과 의사를 찾아가는 우리의 모습은 어떠한가?
감기 등 가벼운 질환은 동네 의원에 가지만, 약간 더 아프다
싶으면 곧장 큰 병원으로 향한다. 그리고 건강검진을 받고 싶
을 땐 집에서 가깝고 최신식 건물에 자리 잡고 있으며 검진이
빨리 진행될 것 같은 병원을 찾는다(직장인들은 회사에서 단체 검
진을 받는 경우가 많아서 지정된 의료기관으로 간다). 병원을 찾는 이유
도, 병원을 고르는 기준도 매우 주관적이고, 심지어 병원 위치
나 인테리어 등 건강에 아무 관련 없는 요소에 무게를 둔다.

　이덕철 원장 역시 같은 의견을 밝혔다.

"우리나라 의료기관은 1~3차로 구분됩니다(1차 의원 및 보건소, 2차 병원 및 종합병원, 3차 상급 종합병원). 안타깝게도 우리 국민들은 건강 이슈가 생기면 무조건 3차 상급 종합병원으로 가는 경향이 있어요."

이 원장의 말대로 우리 국민들의 3차 의료기관에 대한 쏠림 현상은 매우 심각한 수준이다. 오죽하면 '5분 진료'란 말이 있겠는가. 이 원장은 "5분 진료를 좋아하는 의사는 아무도 없다"고 단언했다.

5분 진료 문제는 의료수가와도 연결돼 있다. 현재 우리나라는 새내기 의사와 대학병원 교수의 의료수가가 같다. 엄연한 실력 차가 존재하는데, 의료수가로써 인정받을 수 없는 것. 3차 의료기관은 뛰어난 의료진, 최신 의료 시스템을 유지하기 위해 5분 진료를 통해 비용을 충당하는 게 현실이다. 5분 진료는 환자를 제대로 진찰하고 싶어 하는 의사들, 의사에게 양질의 의료서비스를 받고 싶어 하는 환자들, 양자 모두를 만족시키지 못하고 있다.

이덕철 원장은 의료수가 개선을 위해 보건당국의 변화를 촉구하면서, 이와 별도로 국민들이 목적에 맞게 의료기관을 잘 활용할 수 있어야 한다고 강조하였다.

"이상 증세를 느꼈을 땐 먼저 1차 의료기관에 가서 의사의 진료를 받고 그 결과에 따라 검사 등 필요한 사항을 진행하는 게 바람직합니다. 그리고 평소 아프지 않을 때는 나라에서 정한 대로 정기적인 검진을 통해 건강을 관리하면 충분합니다."

아플 땐 1차 의료기관 의사에게 진료, 평소에는 정기적인 건강검진으로 건강 관리. 바로 이것이 하나로 의료재단 의사들이 말하는 지혜로운 건강 관리법이다. 눈앞의 의사를 똑똑하게 활용할 수 있다면 내 몸 건강을 지켜 나가는 데 문제가 없다.

"통과의례적 검진 문제도 마찬가지예요. 사람들이 검진을 받는 것에만 그치지 말고 외래 진료를 통해 검진 결과를 분석받고, 건강 관리 방법을 배우며, 지속적인 피드백을 받는다면 질환 예방에 큰 도움이 될 것입니다."

그래서 하나로 의료재단은 수검자들의 건강검진을 실시하고 나면 검진 결과를 분석하여 외래 진료가 필요한 이들에게 연락하여 적극적으로 진료를 받을 것을 권하고 있다. 사실 건강검진 결과가 활용되지 않고 사장되는 것은 개인의 건강과 비용의 효율성 면에서 정말 안타까운 일이다. 사람들은 검진으로 암과 같은 중대한 질환이 발견되지 않으면 나머지 검진 결과에는 관심을 갖지 않지만, 건강검진이야말로 내과·가정의학과·산부인과·진단검사의학과·영상의학과 등 의학계의 거의 모든 과가 협력해서 결과를 도출해 나가는 것이기 때문이다. 이를테면 CT 촬영 한 장, 혈액검사 하나에도 여러 명의 전문의들이 머리를 맞대고 의논한다.

"검진센터 내부는 개미집과 비슷하다.
건강검진은 의료계에서 이뤄지는 종합의료예술."

수검자들은 검진센터에 내원해서 눈앞에 보이는 한두 명의 의사가 전부라고 생각하지만, 사실 한 사람의 검진을 진행하고 결과를 도출해 내기까지 족히 열 명이 훨씬 넘는 전문의가 각자 영역에서 전문성을 발휘한다. 이를 '다학제 진료'라고 하는데, 여러 명의 의사들이 각종 검사와 문진을 통해 획득한 정보를 서로 상의하여 결론을 내린다. 그러고 보면 검진센터에서 일하는 직원들이 "검진센터 내부는 개미집과 비슷하다"고 설명하는 것도 무리가 아니다.

"검진센터 홀에서 보면 의료진이 많지 않아 보일지 몰라도, 안으로 들어가면 정말 많은 인원들이 모여서 함께 일하고 있거든요."

우리 손에 쥐여지는 검진 결과는 이런 과정을 거쳐 탄생한 것이다. 그런 차원에서 본다면 건강검진은 의료계에서 이뤄지는 '종합의료예술'이라 할 만하다.

건강검진 결과는 우리가 생각했던 것보다 훨씬 더 중요하다. 현재 나의 건강 상태를 보여 주는 지표들이 총망라되어 있으므로, 암 발견 여부만 확인하고 잊어버리기엔 너무나 아까운 정보이다. 검진 결과를 가지고 외래 진료를 통해 앞으로 건강 관리를 어떻게 해야 하는지를 의사와 상의한다면 질환 예방은 물론이고 삶의 질 향상까지 가능해질 것이다.

소총을 쏴야 할 때 대포를 쏜다면

"머리가 도끼에 맞아 쪼개지는 듯이 아파요. 죽을 것 같아요."

건강검진을 받기 위해 병원을 찾아온 30대 중반의 조순영 씨(가명)는 의사에게 자기 증세를 이같이 설명했다. 순영 씨를 진료한 의사는 큰 이상이 없을 것 같다는 생각이 들었으나 순영 씨가 자꾸 '도끼에 맞아 머리가 쪼개지는 것 같다', '현기증이 나고 메스꺼워 견디기 어렵다'고 호소하자 경동맥 초음파와 뇌 MRI 촬영을 결정했다.

검사 결과 순영 씨의 뇌는 진찰로 판단했던 대로 아무런 문제 없이 멀쩡했다. 건강검진 결과에서도 건강 상태가 전반적으로 양호했다. 의사는 순영 씨가 호소한 증상에 의구심이 들어 그에게 다시 질문하였다. 순영 씨는 사실 죽을 정도까진 아니었고 가끔 머리가 욱신거리는 게 신경 쓰여서, 검진차 병원에 온 김에 정밀검사를 받아서 의구심을 없애고 싶었다고 털어났다. 의사의 진단하에 검사가 진행되면 건강보험이 적용된다는 것도 감안했단다.* 순영 씨의 말을 들으면서 의사는 아연실색하지 않을 수 없었다.

어떤가? 혹시 이 사례의 순영 씨가 자신의 모습과 닮았다고 생각하진 않았는가? 건강검진제도의 취지와 맞지 않게 검진을 받고, 병원을 잘못된 방법으로 이용하는 사람들이 바로 순영 씨와 같은 이들이다.

김원호 원장은 "검사를 많이 받을 궁리보다는 의사를 제대로 활용하는 것이 내 건강을 지키는 데 훨씬 유리하다"고 설명했다.

"의사는 다양한 '무기'를 가지고 있어요. 잘 알려진 것처럼 질병을 진단하고 치료하는 의학기술이 나날이 발전하고 있거

---

* 2023년 하반기부터 뇌질환과의 연관성이 낮은데 두통·어지럼증이 있다며 MRI 촬영을 하면 건강보험을 적용받지 못한다. 뇌출혈·뇌경색 등 심각한 뇌질환이 의심되는 두통·어지럼 등 의학적 필요성이 분명한 경우에만 급여로 보장되고, 고령·고혈압·흡연으로 발생한 어지럼은 의학적으로 뇌질환과의 연관성이 낮다고 보고 급여 대상에서 제외된다. 또한 두통·어지럼증에 대한 복합촬영(뇌·뇌혈관·특수촬영)에 대한 급여 인정을 한 번에 2회까지만 보장한다. 다만 중증 뇌질환이 우려돼 복합 3촬영이 필요한 경우에 진료기록부에 사유를 명확히 기재해야 급여 대상이 된다.

든요. 의사는 '소총, 기관총, 대포 등 다양한 무기'를 준비하고 있는 만큼, 환자는 자기 증상을 정확하게 설명해 주어야 합니다. 증상을 과장하는 바람에 '소총'을 쏴야 할 때 '대포'를 쏘게 된다면 건강보험 재정을 낭비하게 된다는 문제가 생깁니다. 환자들이 방사선 노출 등 여러 가지 부작용에 노출될 수 있다는 문제도 있지요."

김 원장의 말대로 의학기술은 비약적으로 발전하고 있다. 또한 우리나라는 어느 나라보다 훌륭한 국민건강보험제도 덕분에 국민들이 편하게 병의원을 이용하고 있다. 〈OECD 보건통계 2022〉에 따르면 국민 1명당 병원 이용률은 연간 14.7회로, OECD 국가들 중 가장 높은 수치를 보이고 있다(OECD 평균 5.9회). 세계보건기구WHO가 조사한 2020년 우리 국민들의 기대수명(해당 연도 출생아가 앞으로 생존할 것으로 기대되는 연수)은 83.5세로 OECD 국가 대비 3년 정도 높다(OECD 평균 80.5세).

아쉬운 점은 우리 국민들의 병의원 방문율이 다른 국가들보다 훨씬 높은 데 비해 건강수명(질병, 장애, 부상으로 고통받는 기간을 제외한 수명)은 생각보다 높지 않다는 사실이다. 2020년 기준 우리 국민의 건강수명은 66.3세이다. 기대수명인 83.5세 중에서 17.2년이 짧다. 이 기간 동안 각종 질환으로 고통을 겪는다는 것이다. 출처 : 국가지표체계 '건강수명' 훌륭한 의료기술, 시스템을 이용하지만 그에 따른 효과를 누리지 못하는 이유는, 위와 같은 병의원의 잘못된 활용에 있다.

혹시나 큰병일까 싶어 염려하는 마음으로 병원에 온 이들에게서 그들의 생각대로 이상이 발견될까? 그럴 수도, 아닐 수도 있다. 중요한 건 증상 발현 기간을 보아야 한다. 별다른 문제가 없이 오래된 증상이라면, 증상 발현 기간이 짧은 경우에 비해 이상이 발견될 확률이 낮다. 김 원장은 우리가 일상적으로 느끼는 건강상 불편함의 원인이 암 같은 중대 질환일 확률은 낮은 편이라고 설명했다.

"일상적 건강 이상 증세는
잘못된 생활습관 때문에 나타나는 경우가 많다."

"정말 중대 질환이라면 오랫동안 시달리기보다는 벌써 심각한 상황이 벌어졌을 겁니다."

김 원장은 별문제 없이 일상적으로 오래된 이상 증세로 인해 받은 검사에서 중대 질환이 발견될 확률보다, 건강검진 때 중대 질환이 발견될 가능성이 더 높다고 했다. 왜냐하면 일상적 건강 이상 증세는 잘못된 생활습관 때문에 나타나는 경우가 가장 많기 때문이다. 그러나 중대 질환은 오랜 시간에 걸쳐서 발생되고 자각증상이 없을 수 있으므로 정기 검진이 매우 중요하다. 국가건강검진을 소홀히 하면 안 되는 이유가 여기에 있다.

그럼에도 사람들이 의사도 권하지 않는 검사를 자꾸만 하려고 하는 이유는 무엇일까? 김원호 원장은 "검사했더니 이상이 없었다는 말은 회자되지 않지만, 암이 발견됐다는 사례는 순식간에 퍼진다"면서, 확률적으로 발생 가능성이 더 낮은 사례가 진실인 양 이야기되면서 사람들의 건강 염려증, 불안감을 조성한다고 지적했다. 그런 것 때문에 과잉 검진이 더 유발되고 있는 것. 김 원장은 국가에서 정한 건강검진 항목만으로 충분하고, 의사의 진료를 거쳐 다른 검사가 필요하다고 판단된 경우에 추가 검사를 받을 것을 당부했다.

건강한 삶을 영위하려면 주변에 떠돌아다니는 카더라 통신에 휘말리지 않는 분별력이 필요하다. 과도한 불안감을 내려놓고 진료(아플 때)와 건강검진(평상시)을 구분해서 병의원을 활용하는 것이 내 몸 건강을 지키는 가장 중요한 '처방'이 된다는 점을 꼭 기억하자.

건강검진은 1년 중 언제 받는 게 좋을까?

국가에서 시행하는 국민건강보험공단 검진은 2년에 1회 실시된다. 짝수 연도에 태어난 사람은 짝수 해에, 홀수 연도에 태어난 사람은 홀수 연도에 받는다. 국민건강보험공단은 건강검진을 받아야 하는 이들에게 미리 안내서를 보내서 검진을 받아야 하는 해라는 걸 상기시켜 준다.

그런데 많은 이들이 이 안내서를 받고도 건강검진 예약을 잡지 않는다. 바쁘니까 혹은 깜박하는 바람에 예약을 하지 않고 그냥 시간을 보낸다. 그러다가 하반기에 들어서서 검진을 기억해 내고 부랴부랴 예약을 잡는다. 해마다 9~12월이 되면 전국의 건강검진센터가 북적이는 건 바로 이런 이유 때문이다. 비슷한 시기에 사람들이 몰리기 때문에 그때는 어느 곳에 검진 예약을 잡든 간에 사정은 비슷하다.

국민건강보험공단 통계에 따르면 수검자의 38% 이상이 10월 이후 집중된다고 한다. 검진센터들은 수검자 한 사람 한 사람에게 최선을 다하려 하지만, 한정된 시간에 많은 사람이 몰리다 보면 검진이 쫓기듯 진행될 수밖에 없다. 때문에 차분하게 검진을 받고 싶다면 이 시기를 피하는 게 좋다.

검진센터에서 추천하는 검진을 받기에 최적의 시기는 1~5월까지이다. 하나로 의료재단 관계자들은 "최대 5월을 넘기지 않고 검진을 받는다면 차분한 분위기 속에서 의료진들과 충분히 소통하면서 검진을 받을 수 있다"고 귀띔했다.

직전 연도에 검진을 받아야 하는데 놓친 사람들도 검진을 받을 수 있는 방법이 있다. 국민건강보험공단(1577-1000)에 전화해서 '건강검진 전년도 미수검자 추가신청'을 하면 다음 연도 6월까지 검진을 받을 수 있다. 반드시 이 과정을 거쳐야 하고, 무작정 검진센터에 예약 전화를 한다고 해서 검진을 받을 수 있는 게 아니라는 점을 감안해야 한다.

넘치면 모자람만 못하다

CT · MRI 촬영, 할수록 안심될 줄 알았는데

"요즘 자꾸 배가 아파요. 아무래도 CT나 MRI를 찍어 봐야 할 것 같아요."

병원에서 이렇게 말하는 사람을 만나는 건 그다지 어려운 일이 아니다. 많은 이들이 의사에게 진찰을 받기도 전에 자기 병명을 추측하고 그에 따른 검사를 정한 다음에 병원을 방문한다. 환자가 진단을 다 할 뿐 아니라 필요한 검사까지 정한다면 의사가 해야 할 일이 무엇인지 궁금해진다. 하나로 의료재단의 의사들은 "의사가 권하지 않았는데 환자 스스로 진단해 검사를 받게 해달라고 하는 건 불필요하다"면서 과잉 검진의 부작용을 한목소리로 걱정했다.

사람들이 CT나 MRI 등의 검사를 스스로 받고자 하는 이유는 (특별한 이상이 없다는 걸 전제로 했을 때) 건강 염려증 때문이다. 내 건강에 문제가 생겼을지 모른다는 막연한 불안감 때문에 검사를 받아서 이상 유무를 확인코자 하는 것이다. 의사에게 진료받은 후 이런 검사를 할 것이 결정되면 보험 적용이 된다는 점을 알고 일부러 증상을 과장하여 말하기도 한다. 이럴 때 사람들이 가장 많이 선택하는 검사가 CT와 MRI이다. 두 검사의 특징이나 차이점을 알지 못한 채 두 개 중 하나는 반드시 받겠다는 일념으로 증상을 과장하고 부풀린다. 검진 비용만 생각하고 자신이 감당해야 하는 신체적 리스크는 전혀 고려하지 않는다.

사실 CT와 MRI는 두 개 중 하나라는 식으로 시행되는 검사가 아니다. 각각의 특징이 달라서 촬영 목적, 질환 종류 등을 고려하여 선택하는 것이다. 먼저 CT^{Computed Tomography, 전산화 단층촬영}는 X선을 이용해 사람 몸의 횡단면상 단층 영상을 촬영하는 검사를 말한다. 2차원 평면, 3차원 입체 영상을 모두 얻을 수 있다. 필요한 경우 조영제를 사용할 수 있다. 대개 흉부 및 복부, 척추와 골반, 뇌 등 우리 몸에 생긴 종양과 병변을 파악하고 진단하는 용도로 사용된다.

MRI^{Magnetic Resonance Imaging, 자기공명영상법}는 전자파를 우리 몸에 쏴서 체내 수소 원자핵을 공명시켜 나오는 전자파 신호를 컴퓨터로 분석해 신체를 단면이나 3차원 입체 영상화하는 검사이다. 주로 뇌신경계와 근골격계 관련 질환일 때 실시한다. CT와 마찬가지로 필요에 따라 조영제를 사용할 수 있다.

이처럼 CT와 MRI는 분명한 특징이 있어서 의사는 필요에 따라 어떤 검사를 진행할지를 결정한다. 복부에 있는 간, 췌장, 신장, 그리고 여성의 자궁과 난소, 남성의 전립선은 초음파 검진으로 이상을 확인한다. CT는 장기 내부, 뼈의 이상을 확인하고자 할 때 유리하다. 혈관 내부, 신경과 근육을 들여다보고 싶을 땐 MRI가 낫다.

CT는 환자를 기기 안에 눕게 하고 360도 회전하면서 촬영하는데, 검사 시간이 비교적 짧고 검사 중 환자가 움직여도 된다. 때문에 빨리 검사를 해야 하는 응급 상황에서도 CT 촬영을 시행한다. MRI 역시 환자를 눕혀서 기기 안에 넣고 촬영하는데, 검사 시간이 길고 검사 중 환자가 절대 움직여서는 안된다. 촬영이 진행되는 중 소음이 발생하여 환자가 불편감을 느낄 수 있다. 자기장을 이용한 검사이므로 반지와 목걸이 등 금속물질을 반드시 제거하고 촬영에 임해야 하고, 인공제세동기나 인공심박동기가 몸 안에 있는 경우 MRI를 촬영할 수 없다.

일반인 입장에서 CT와 MRI 촬영본을 보면 하얀색과 검은색이 존재하는 필름에 불과하지만, 의사들은 명암과 밀도의 차이에 따라 조직의 손상과 종괴 유무·형태 등을 파악한다. 영상의학과 전문의들이 영상을 분석해 진단을 내릴 때는 단지 그 영상뿐 아니라 주치의로부터 여러 가지 의료정보를 청취하고 다른 검사결과도 살펴보고 종합적인 결정을 내린다. AI 발달로 판독에 많은 도움을 받고 있으나 최종 결정은 의사가 한다. 따라서 병원에 내원하는 일반인들이 단편적인 지식이나 자체 판단만으로 어떤 검사를 받겠다고 일방적으로 결정해서는 안 된다.

환자는 의사를 신뢰하는 마음으로 증상에 대해 정확하고 솔직하게 이야기해야 하고, 의사들은 환자로부터 들은 정보, 진료로 획득한 정보, 그리고 검사결과를 모두 취합하여 진단을 내린다. 환자, 의사 모두 각자의 역할에 충실할 때 정확도 높은 진단 결과가 나올 수 있다.

CT와 MRI 같은 정밀검사를 실시하면 내 몸 안의 이상을 확인할 수 있다. 그렇다고 해서 수검자가 찍고 싶을 때마다 찍어서는 안 된다. 인체에 미칠 유해성, 비용의 효율적인 측면을 함께 고려해야 한다.

CT는 방사선을 이용한 촬영이므로 우리 인체에 방사능 피해를 줄 수 있다는 위험성이 있다. 사실 우리가 살고 있는 지구에는 자연 방사선이 소량 존재해 우리 인체는 항시 방사능에 노출돼 있는 것이나 다름없다. 우리나라 1년 평균 자연 방사선량은 3.08밀리시버트^{mSv}이다. 출처 : 식품의약품안전처 국제방사선방호위원회^{ICRP}는 한 해 방사선 피폭량을 1mSv 이하로 권장한다(자연 방사선량 제외). 그런데 흉부 X-ray 촬영 시 0.1mSv, 흉부 CT는 7mSv(저선량 CT는 2mSv), Pet CT는 10~25mSv의 방사선량에 노출된다. 흉부 X-ray 정도는 문제가 되지 않으나 CT 검사의 방사선량은 자연 방사선량보다 훨씬 더 높은 수치라는 걸 확인할 수 있다.

"CT 검사의 방사선량은
자연 방사선량보다 훨씬 더 높은 수치이다."

상황이 이러한데, 우리 국민들이 검사를 선호하는 것은 통계상으로도 확인된다. 질병관리청이 발표한 〈2016년~2019년 진단용 국민 의료방사선 건수 및 피폭선량 현황〉에 따르면 우리 국민 1인당 연간 의료방사선 평균 검사 건수는 2016년 6.1건에서 2019년 7.2건으로 증가하였다. 피폭선량은 2016년 1.96mSv에서 2019년 2.42mSv로 증가하는 추세이다. 이는 미국이나 유럽보다 높은 수준이다.

하나로 의료재단의 영상의학과 전문의들은 CT 1회 촬영으로 인체가 위해를 입는다고 할 수는 없지만, 근거 없는 불안감이나 단순한 검진 차원으로 CT 촬영을 하지 말아야 한다고 당부한다.

"병원을 이리저리 옮겨 다니면서 CT 촬영을 반복하는 건 좋지 않습니다. 다른 병원에 가게 되더라도 앞서의 병원에서 어떤 촬영을 했는지를 의사에게 알리는 게 바람직합니다."

또 다른 위험은 CT와 MRI 모두에 발생할 수 있는 조영제 과민반응이나 부작용이다. CT 촬영 시 사용되는 조영제에 들어 있는 요오드에 과민반응을 보이는 사람들이 있다. MRI 촬영 시 사용되는 조영제는 가돌리늄이 포함돼 있는데 이것이 부작용을 일으킬 수 있다. 또한 수검자들이 평소 복용하고 있는 약도 검사에 영향을 미칠 수 있다. 그래서 의사는 사전에 수검자가 복용하는 약을 체크하고, 피부반응검사를 실시해 해당 조영제에 대한 반응을 확인하여 적절한 조치를 취해야 한다.

이처럼 CT와 MRI는 여러 가지 요인들을 검토하고 확인하여 실시되어야 하는 검사이다. 수검자가 자체 판단으로 받겠다고 주장해서는 안 된다.

"과잉 검사는 수검자, 건강보험공단 모두에
부담을 주는 것이다."

과도한 CT와 MRI 검사는 비용의 효율성 면에서도 문제가
되고 있다. 다른 검사에 비해 고가라서 수검자, 건강보험공단
모두에 부담을 주는 것이다. 수검자가 자기 비용을 줄이려고
증상을 부풀리는 경우도 있어 이런 일이 많아질수록 건보 재
정은 악화될 수밖에 없다. 정말 필요한 곳에 건강보험 재정이
사용되도록 하려면 과잉 검진을 줄여 가기 위한 노력이 필요
하다. 하나로 의료재단 이병석 총괄원장(산부인과 전문의)은 이
렇게 말했다.

"최근에 의료계 일각에서 MRI, CT, 갑상선 검사와 같은 검
사들의 과잉 검진을 우려하는 목소리를 내고 있습니다. 실제
로 의료현장에서 이러한 우려를 줄이려면 근거를 기반으로
'개인 맞춤 검진'이 필요합니다. 어떤 경우에는 암 환자에게
3개월마다 CT를 찍는데, 병원에서는 필요해 실시하지만 환
자 입장을 생각해 방사선 피폭량도 고려한 검진이 되어야 합
니다."

이 원장은 검사의 표준과 세부 가이드라인을 만들어, 검진
과정이나 추적관찰 중에 환자에게 나타나는 증상의 변화에
따라 추가적인 검진과 수술을 권유할 수 있는 표준화된 기준

이 마련되어야 한다는 점을 강조했다. 그의 말처럼 검사에 대한 표준과 세부 가이드라인이 만들어진다면, 불필요한 검사를 줄여서 수검자에게서 발생할 수 있는 건강 위험을 줄이고 건강보험 재정을 튼튼히 하는 데 큰 역할을 할 것이다.

지금까지 CT와 MRI에 대한 과잉 검사의 위험성을 짚어 보았는데, 그렇다면 하나로 의료재단의 의사들이 필요한 검사라고 인정하는 것은 무엇이 있을까? 한봉희 원장(내과 전문의)은 "심혈관질환 위험인자가 있는 사람이라면 심장 초음파와 심장 CT 검사가 필요하다"고 말했다.

"가장 먼저 의사의 진찰이 선행되어야 합니다. 의사가 청진기로 심장 소리를 들어 보는 것이 굉장히 중요합니다. 심전도를 찍는 시간은 대부분 10초 미만이지만 청진기로 들으면 의사가 원하는 만큼 들을 수 있기 때문에 진찰 때도 박동 이상, 부정맥 등을 발견할 수 있죠. 진찰 과정에서 심혈관질환 위험인자가 있다고 판단되었을 때 심장 초음파와 심장 CT 검사를 실시할 수 있습니다."

한 원장은 심장 CT로 칼슘 스코어Coronary Artery Calcium Score, 관상동맥의 석회화 지수를 검사하여 수치가 높게 나타나면 악화되지 않도록 잘 관리하여 협심증이나 심근경색 질환까지 발전하는 것을 막을 수 있다고 당부했다.

또한 뇌혈관질환이 의심되는 경우 경동맥 초음파 검사, 뇌 MRI와 MRA를 실시할 수 있다. 경동맥 초음파 검사를 통해 동맥경화 정도를 가늠할 수 있으며, 뇌 MRI로는 뇌동맥류와 뇌혈관 기형을 발견할 수 있다. 뇌출혈은 사망률이 높은 질환으로 알려져 있는데, 뇌동맥류나 고혈압 등이 원인으로 지목된다. 사망률이 높은 만큼 뇌혈관질환을 발견하여 적기에 치료받는 게 매우 중요하다.

"훌륭한 의료기술을 올바로 활용하면
원하는 결과를 얻을 수 있지만, 남용은 금물이다."

한봉희 원장은 심혈관질환과 뇌혈관질환에 대한 검사를 설명하면서, 어디까지나 수검자의 자체 판단이 아닌 의사의 진찰이 기반으로 된 검사를 강조하였다. 검사를 결정하는 주체는 전문가인 의사여야 한다는 것.

의료기술이 비약적으로 발전하여 과거에 비해 우리 건강을 지켜 나가는 것이 좀 더 좋아지고 있다. 훌륭한 의료기술을 올바로 활용하면 원하는 결과를 얻을 수 있지만, 남용은 금물이다. 세상 이치가 다 그렇듯, 과도하게 흘러넘치는 것은 모자람만 못한 법이다.

'암 발생 1위' 갑상선암

　김진수 씨(가명)는 건강검진에서 갑상선 초음파를 받았다. 초음파 결과 갑상선에서 0.3cm 정도 되는 혹이 발견됐다. 평소 피로감이 심한 편이 아니었고 목에 별다른 불편함이 없었던 진수 씨는 검진 결과에 깜짝 놀랐다. 의사는 진수 씨에게 다행히 크기가 작고 림프절로의 전이가 없으며 갑상선 피막을 침범하지 않았다고 설명하면서 수술은 필요하지 않고 6개월 간격의 추적관찰을 권유했다.

　하지만 진수 씨는 수술하지 않고 관찰만 하자는 의사의 말을 선뜻 납득할 수 없었다. 주변 사람들에게 문의해 보았는데 "크기가 작아도 엄연한 암인데 잘라 내는 게 낫지 않겠냐", "나도 갑상선암을 발견해서 갑상선 절제를 했다" 등등의 말을 듣고 불안감이 더욱 커졌다. 결국 진수 씨는 갑상선암을 수술해 줄 병원을 찾아보기로 마음을 먹었다.

　이런 사례는 우리 주변에서 아주 흔하게 찾아볼 수 있다. 갑상선(갑상샘)은 목의 중앙 아래쪽 기도 부분을 감싸는, 나비 모양으로 생긴 내분비선이다. 갑상선 호르몬을 생성해 인체의 신진대사에 관여하고 신체기관의 기능을 유지하는 역할을 한다. 근래 들어 갑상선에 종양이 발견되는 경우가 점차 증가하고 있다.

2022년에 발표된 중앙암등록본부 자료에 의하면 2020년 우리나라에서는 247,952건의 암이 새롭게 발생했는데, 그중 갑상선암이 남녀를 합쳐서 29,180건, 전체 암 발생의 11.8% 로 1위를 차지했다. 2020년 갑상선암 전체 발생 건수에서 암 종carcinoma이 99.6%, 나머지 0.4%는 상세 불명의 악성 신생물 이었다. 암종 중에서 유두상 갑상선암(유두상암)이 96.4%, 여포 성암이 2.1%였다. 2012년부터 감소하였던 갑상선암은 2015 년 이후 증가 추세를 보이고 있다. 출처 : 국가암정보센터(www.cancer. go.kr)

다행스러운 것은 최근 5년(2015~2019년)간 진단받은 갑상 선암 환자의 5년 상대생존율(암 환자의 5년 생존율과 일반인의 5년 기대생존율의 비로, 일반인과 비교하여 암 환자가 5년간 생존할 확률)이 100.0%라는 것이다. * 진행 속도가 느리고 사망률이 낮다는 점 때문에 '착한 암'이라고 불린다.

갑상선암 발생이 왜 이처럼 증가하고 있는 걸까? 여러 가 지 이유가 있다. 가장 큰 원인으로 꼽히는 것은 갑상선 초음파 검진이다. 갑상선 초음파 검진을 받는 사람들이 늘어나면서

---

* 우리나라에서는 유두상암, 여포성암 발생이 80~90% 이상인데, 이 두 암 모두 성장이 느리고 치료 예후가 좋은 편이다.

1cm 미만의 작은 종양들까지 발견할 수 있게 되었다. 여기에는 초음파 장비의 발달이 한몫했다.

"검진을 받는 사람들이 늘어나면서
1cm 미만 작은 종양들까지 발견할 수 있게 되었다."

암 발생 자체가 늘어나기도 했다. 앞서 얘기한 것처럼 검진의 생활화와 검사장비 발전 때문이기도 하지만, 암 발생이 늘어나니까 잘 발견되는 점도 있는 것이다. 정확한 원인은 밝혀지지 않았으나 서구화된 식습관, 비만, 스트레스, 과로, 환경 호르몬 등이 갑상선암 발생인자로 거론되고 있다.

대한갑상선학회는 초음파로 발견된 갑상선 종양의 크기가 0.5cm 이상일 때 미세침흡인술*을 통한 조직검사를 실시할 것을 권고한다. 경우에 따라 갑상선 스캔 검사**를 진행할 수도 있다. 검사를 통해 암이 확진되면 수술, 갑상선 호르몬 치료, 방사성 요오드 치료, 항암 치료, 고주파 치료 등의 치료 방법을 결정한다.

----

* 초음파를 보면서 바늘을 결절에 찔러서 갑상선 세포를 검사하는 방법
** 방사성 요오드 등 방사성 의약품을 투여해 갑상선 크기, 위치, 결절 유무 등을 확인하는 영상검사

갑상선 종양의 크기가 1cm 미만인 미세 유두암이면 수술보다 추적관찰Active Surveillance, 능동적인 감시을 권하는 편이다. 정기적인 갑상선 초음파 검사를 통해 종양 크기와 림프절 전이 여부를 관찰하자는 것. 과거에는 갑상선에 종양이 발견되면 갑상선 일부 혹은 전체를 절제하는 경우가 많았으나, 최근에는 종양 크기가 갑자기 커지거나 림프절 전이, 갑상선 피막 침범 등이 이뤄지지 않는 한 갑상선을 보존하는 치료법으로 바뀌고 있다. 절제해야 하는 경우라도 전절제가 불가피한 경우를 제외하면 일부를 살리려고 노력한다. 이 같은 변화는 갑상선암을 둘러싼 과잉 검진 논란, 이에 대한 의료계의 고민과 성찰의 결과이다.

"갑상선 초음파에 대한 과잉 검진 지적은
맞을 수도, 틀릴 수도 있는 얘기."

이병석 총괄원장은 "갑상선암의 경우 초음파 검진이 많아지면서 갑상선암 발견율이 높아졌고, 이에 따라 수술이 과도하게 급증해 비용 효과Cost-Effectivenss 측면에서 논란의 여지가 있다"고 전제하면서 "갑상선 초음파에 대한 과잉 검진 지적은 맞을 수도, 틀릴 수도 있는 얘기"라는 의견을 피력했다.

갑상선암이 착한 암이라고는 하지만 그렇다고 얕잡아봐서

는 안 된다. 우리나라에선 발생률이 극히 낮지만 예후가 좋지 않은 미분화암도 있고, 착한 암으로 불리는 여포암의 경우는 원격 전이가 일어날 가능성이 있기 때문이다. 갑상선암은 진행이 느린 만큼 5년 상대생존율보다 10년 상대생존율을 보는 편인데, 국가암정보센터에 따르면 원격전이가 발견된 후 10년 상대생존율은 40%에 불과하다. 그래서 갑상선에 종양이 있다면 어떤 상태인지를 의사로부터 정확하게 진단받고 치료의 가이드라인을 따라야 한다. 인터넷 리서치나 주변인들을 통해 얻은 카더라 통신에 의지하기보다 의사의 정확한 진단과 치료 방향을 신뢰하는 게 무엇보다 중요하다.

"갑상선 문제가 있다고 의심되는 환자들에게는 정기적인 진료 및 스크리닝 검사가 필요합니다. 그러나 불필요한 추가 치료를 받게 하거나, 꼭 필요한 치료 시기를 놓치는 일이 발생해서는 안 됩니다."

이병석 원장은 의사들에게는 과잉 검진 및 치료에 대한 경각심을, 환자들에게는 주치의의 진단과 치료계획에 대한 신뢰를 당부했다. 아울러 갑상선암 진단 및 치료 기준에 대해서 많은 의사들이 비슷한 원칙을 지키고 있으나, 공식적인 기준이 세워지면 의사와 환자 모두에게 좋을 것이라는 의견도 밝혔다.

"갑상선 초음파 검사를 언제부터 하면 좋겠다든가, 검사에서 문제가 없으면 4~5년마다 한 번씩 해도 된다든가 등등의 가이드라인을 마련하는 게 필요하죠. 최근에 이와 관련한 연구들이 많이 진행되고 있습니다."

이 원장의 말은 갑상선 초음파 과잉 검진을 둘러싼 의문을 해결해 준다. 갑상선 초음파 검진을 많이 받는다고 그 자체로 건강의 리스크가 있지 않다. 조기발견의 순기능을 부정할 필요도 없다. 다만 무증상인 사람이 검진을 자주 받으면서 문제가 되지 않는 미세 결절까지 선제적으로 절제하는 식의 과잉치료는 경계되어야 한다. 암의 진행 정도, 치료 예후, 환자의 삶의 질을 종합적으로 고려한 치료계획을 실현했을 때 갑상선 초음파 검진이 진짜 제대로 된 역할을 했다고 볼 수 있다.

유방 X-ray, 언제부터 받고 있나요?

건강검진을 받을 때 여성들을 가장 고통스럽게 하는 검진은 무엇일까? 바로 유방 X-ray(유방 촬영술)이다. 유방 X-ray는 유방암에 걸렸는지 여부를 확인하기 위해 실시하는 가장 기본적인 검사이다.

유방암에는 여러 가지 종류가 있는데 유관과 소엽의 상피

세포에서 발생하는 경우가 가장 흔한 편이다. 종양이 있다고 모두 암은 아니고 양성 종양(섬유선종, 낭종 등)인 경우도 많으며, 특별한 통증이나 멍울이 없어도 암으로 진단되는 경우가 있다. 정상적이었던 세포가 어떤 이유로 인해 과다하게 증식하고 다른 신체기관까지 퍼져 나갈 수 있는 것이 악성 종양, 즉 유방암이다. 여성 호르몬에의 장기간 노출(이른 초경, 늦은 폐경, 갱년기 호르몬제 복용 등), 나이, 늦은 출산 및 수유 여부, 가족력, 비만, 음주, 환경호르몬 등등이 유방암 발생인자로 거론되지만, 정확한 원인이 밝혀진 건 아니다.

여성들은 유방 X-ray 촬영을 앞두고 상당히 긴장하는 편이다. 유방에 커다란 압력을 가하는 촬영 방법으로 인해 고통스럽고, 혹시 종양이 발견되면 여성성의 상징인 유방을 절제하게 될까 봐 걱정스럽다. 신체적·정신적 고통을 함께 주므로 한편으로 검사를 빨리 받아서 두려움을 떨쳐 내고 싶고, 또 한편으로는 고통 때문에 받기 싫다는 마음도 있다.

유방암 진단 검사로는 유방 촬영술을 비롯해 유방 초음파, 자기공명영상MRI, 전산화단층촬영CT, 양전자방출단층촬영PET, 영상유도하 조직검사(미세침흡인세포검사, 총생검, 맘모톰) 등이 있다. 최초 유방암 확진은 유방 촬영술과 유방 초음파, 영상유도하 조직검사를 통해 이뤄진다(MRI, CT, PET는 유방암 확진 후 전이 여부나 수술 시 병변을 파악하고 절제 범위를 결정하는 등의 목적으로 시행된다). 유방 촬영술과 유방 초음파를 실시하여 여기서 유방암 의심 세포 혹은 조직이 관찰되면, 해당 부위를 바늘로 찔러서 세포/조직을 채취하여 현미경으로 암 여부를 확인한다.

> "유방 X-ray는 미세 석회화와
> 5mm 전후 작은 종괴를 발견하는 데 필요하다."

유방 X-ray로 볼 수 있는 병변과 초음파를 통해 확인할 수 있는 병변은 서로 다르다. 유방 X-ray는 미세 석회화와 5mm 전후의 작은 종괴를 발견하는 데 필요하다. 유방의 석회화는 양성 석회화*와 미세 석회화**로 나뉘는데, 석회화의 형태나 배열 정도에 따라 유방암 발병 가능성이 달라진다고 보면 된다. 양성 석회화는 유방암과 관련성이 없으나, 미세 석회화는 암과의 연관성이 있을 수 있다. 미세 석회화가 모두 암으로 발전하는 것은 아니어도 초기 유방암이 미세 석회화로 나타날 수 있기 때문이다. 그래서 반드시 전문의와 상의해야 한다.

---

* 유방 내부에 칼슘이 침착된 것으로, 대개 모양이 일정하거나 팝콘 모양으로 여러 곳에 산만하게 흩어진 형태

** 유방 내부에 0.5mm 미만으로 미세하게 석회 침착이 이뤄진 것으로, 형태가 불규칙하고 군집을 이루는 형태

미세 석회화가 발견된 경우 정기적인 추적관찰을 해야 하며, 경우에 따라 확대촬영술 및 정밀검사가 필요할 수 있다.

암 진단 기술은 날로 발전하는 추세이다. 유필문 원장(영상의학과 전문의)은 "하나로 의료재단은 '루닛'이라는 AI 프로그램을 유방 촬영 판독에 사용하고 있는데, 97%의 정확도를 갖고 있다"고 설명하였다. 판독을 100% AI에 맡기진 않으나 보조수단으로 사용함으로써 진단 미스를 많이 줄일 수 있다.

유방 초음파는 유방 X-ray로 알아내기 힘든 유방의 혹이나 종양을 관찰하는 데 필요하다. 유방 X-ray를 통해 치밀유방[*]이라는 사실을 확인한 여성들에게도 권고되는 검사이다. 우리나라 여성들의 70% 이상이 치밀유방을 가지고 있는 것으로 알려져 있다. 치밀유방 자체가 암을 유발하는 건 아니지만 유방 X-ray 촬영을 해도 혹이나 종양 분별이 쉽지 않으므로 유방 초음파를 추가로 할 것을 권하는 것이다.

암으로 확진되면 수술, 항암 치료, 방사선 치료, 항호르몬 요법 등으로 치료한다. 악성 종양의 크기와 위치 등을 고려해 (가능하다는 걸 전제로) 전절제보다 보존적 절제술(유방을 부분적으로 제거하는 것)을 시행하는 추세이다. 유방암 검진이 일반화되

---

[*]　유선조직의 양은 많고 상대적으로 지방조직의 양이 적은 유방. 유방 X-ray 촬영 시 전반적으로 하얗게 나온다.

면서 조기발견율이 높아진 덕분이고, 치료 기술 또한 좋아져 환자의 삶의 질을 고려한 치료법을 찾을 수 있게 되었기 때문이다.

유방암은 다른 암들과 마찬가지로 악화되었을 때 환자의 생명을 위협할 수 있지만, 여성들의 삶의 질에 큰 영향을 주는 암이라는 특징이 있다. 앞서 언급했던 것처럼 유방이 여성성의 상징으로 인식되고 있어 암에 걸렸을 때 자신의 여성성을 손실했다고 낙심하게 되는 것이다. 그래서 여성들은 유방암에 대한 두려움을 안고 있다. 이 두려움은 유방암 검진에 임하는 자세에 영향을 준다. 두려움이 강한 이들은 검진을 통해 이상이 없다는 사실을 자꾸 확인하려 한다.

유필문 원장은 "20~30대 여성들도 유방암 예방을 목적으로 유방 촬영술을 종종 받는다"면서, "회사에서 검진을 지원해 주니까 매년 혹은 2년에 한 번 검사를 받는 것 같다"고 말했다.

"유방 촬영술(유방 X-Ray)은 국가건강검진하에서 만 40세 이상 여성을 대상으로 실시되고 있어요. 미국은 45세라고도 해요."

유 원장은 40대 이상에게 유방 촬영술을 권하는 이유를 이렇게 설명했다. 40대 미만은 유방 X-ray 촬영을 해도 유방 조직이 치밀해 X-ray의 정확도가 떨어진다는 것. 또한 20~30대는 유방 활동이 왕성한 시기로 방사선에 매우 민감하다. 유방 촬영술을 이른 연령대에 시작할수록, 검진 간격이 짧을수록 방사선 노출로 인한 위험도가 증가한다.

> "이른 연령대에 시작할수록, 검진 간격이 짧을수록
> 방사선 노출로 인한 위험도가 증가한다."

40대 이상에서는 방사선 피폭으로 인한 위해보다 유방 촬영술로 인한 사망률 감소 이익이 더 큰 것으로 추정되나, 20~30대에서는 유방 촬영술로 인한 검진의 이익보다 위해가 클 수 있다. 그래서 20~30대에는 자가검진과 유방 초음파 검사를 하고, 직계 가족 중 유방암 가족력이 있는 고위험군이나 증상이 의심되는 경우 의사가 충분한 상담 후 유방 촬영술을 고려해 볼 수 있다.

"증상이 없다면 매년 영상검사를 받을 필요는 없어요. 흉부 X-ray 같은 경우는 매년 검사해도 괜찮지만 다른 부분은 굳이 매년 촬영할 필요는 없다고 생각합니다."

유방암 발생률을 살펴보면 유 원장의 의견에 동의하지 않을 수 없다. 2022년에 발표된 중앙암등록본부 자료에 따르면 2020년 우리나라 유방암은 남녀를 합쳐서 24,923건, 전체 암 발생의 10.1%로 5위를 차지했다. 남녀를 합쳐서 연령대별로

40대가 30.2%로 가장 많았고, 50대가 29.8%, 60대가 19.7%였다. 여성 환자가 많으나 남성 환자도 여성 환자 대비 1% 이하로 발생하고 있다. 출처 : 국가암정보센터

유방암에 걸릴까 봐 두려운 마음이 큰 20~30대 여성들은 유방 X-ray보다는 매달 자가검진을 통해 유방의 모양이나 이상 유무를 확인하고, 이상 시 유방 초음파 검사를 권장한다. 40세 이후에는 1~2년 간격으로 임상 진찰과 유방 촬영을 통해 연령에 따른 유방암 검진을 받으면 된다. 막연한 불안감을 가지고 필요 이상으로 잦은 촬영을 할 필요는 없다. 개인의 판단보다는 전문의의 권고를 따르는 게 암 예방에 훨씬 더 효과적이다.

내 몸속, 정말 괜찮을까?

위 · 대장 내시경이 필요한 이유

50대 진석 씨(가명)와 미영 씨(가명) 부부는 건강검진을 받으러 병원을 찾았다. 미영 씨는 2년에 한 번씩 착실하게 검진을 받아 왔지만, 진석 씨는 바쁘다는 핑계로 차일피일 미루다가 검진을 빼먹는 경우가 많았다. 미영 씨는 남편을 성화하여 함께 검진을 예약하였고 대장 내시경 검사도 신청하였다.

두 사람은 위와 대장 내시경을 함께 받았다. 미영 씨는 표재성 위염 진단 외에 아무런 문제가 없었는데 진석 씨의 경우 대장에서 각각 1cm와 1.5cm 크기인 용종 두 개가 발견되어 제거하였고, 조직검사 결과 선종으로 확인되었다. 의사는 진석 씨에게 "선종은 암으로 발전할 수 있는 종양"이라고 설명하면서 3년 후에 대장 내시경 검진을 다시 받을 것을 권했고, 미영 씨에게는 5~10년 후에 대장 내시경 검진을 받아도 된다고 하였다.

미영 씨는 남편에게서 선종이 발견됐다는 말에, 이번에도 검진을 게을리했다면 어쩔 뻔했냐면서 가슴을 쓸어내렸다. 그러나 진석 씨는 3년 후에 다시 불편한 대장 내시경 검사를 받아야 하느냐며 못마땅해했다.

건강검진에서 위·대장 내시경을 통해 암을 예방했다는 사례가 가끔 미디어를 통해 보도된다. 내시경 검진의 중요성이 잘 알려져 있어 누군가는 검진을 자주 받으려고 하지만, 위의 사례처럼 바쁘고 번거롭다는 이유로 검진을 미루는 사람들도 있다. 그러나 암은 조기에 발견할수록 치료 가능성이 높아지고, 특히 대장 내시경 검사의 경우 암으로 발전 가능성 있는 용종을 즉시 절제할 수 있어 대장암 예방 효과가 탁월하다. 아무리 준비 과정이 번거롭고 장청소가 불편하더라도 소홀히 생각해서는 안 되는 것. 위·대장 내시경이 암 예방 및 조기발견에 가장 중요한 역할을 하는 만큼 정확한 정보를 알고 검사에 임하는 것이 필요하다.

국가건강검진에서 위 내시경 검사는 만 40세 이상 남녀가

2년마다 한 번씩 받도록 정해져 있다. 위암 조기발견이 가장 큰 목적이다.

위의 사례처럼 위 내시경 검사에서 표재성 위염 진단이 나올 때가 많은데, 이는 병이 아니므로 걱정하지 않아도 된다. 위벽 점막은 본래 영양소 등을 흡수하기 위해 물리적 장벽으로의 역할이 완벽하지 못하여 세균이나 바이러스가 몸 안에 쉽게 들어올 수 있다. 만약 유해한 미생물이 들어온다면 문제가 발생할 수 있는데 그렇게 되면 점막에 백혈구가 많이 존재하게 된다. 의학적으로 표재성 위염은 점막에 백혈구가 많이 존재하는 상태를 말하는데, 잘 통제된 염증controlled inflammation으로, 정상이다.

위암은 2020년 기준 우리나라 암 발생 4위를 차지했다. 불과 몇 년 전만 해도 발생률 1위를 차지했는데 그보다는 순위가 내려갔다. 위암 환자 성비는 2.0 : 1로 남성에게 더 많이 발생한다(남성 암 중 2위, 여성 암 중 5위). 위암이 발생하는 이유는 짠 음식과 탄 음식·불에 구운 훈제 요리 등을 즐기는 식습관, 흡연, 음주, 가족력 등 여러 가지 요인들이 복합적으로 작용하는 것으로 알려져 있다. 위 내시경을 통해 발견된 병변(또는 의심되는 이상 부위)을 조직검사하여 암이 확진되면 복부 CT 촬영을 진행하여 위암 진행 정도(1~4기)를 파악해 치료계획을 수립한다. 출처 : 국가암정보센터

  위 내시경 검사는 위암 조기발견을 목표로 국가건강검진으로 정해져 있으나, 대장 내시경 검사는 그렇지 않다. 국가건강검진에서 만 50세 이상의 남녀는 1년에 한 번씩 대장암 검사를 받도록 정해져 있는데, 이때 받는 검사는 분변잠혈검사 FOBT : Fecal Occult Blood Test로 대변에 혈액 성분이 있는지를 검사하는 것이다. 이 검사에서 이상 소견이 나왔을 때 대장 내시경 검사를 받도록 하고 있다. 대한소화기내시경학회는 대장암 예방 및 조기발견을 위해 만 50세에 대장 내시경 검사를 받고, 이상 소견이 발견되지 않았을 때 5~10년 간격으로 검사받을 것을 권고한다. 가족력이 있거나 이상 소견이 있을 때는 전문의와 상의하는 것이 좋다.

  대장암은 2020년 기준 우리나라 암 발생 3위를 차지하였다(2020년 신규 대장암 발생 27,877건). 대장암 환자 남녀의 성비는 1.4 : 1로 남성에게서 더 많이 발견되는 것으로 나타났다(남성의 암 중 4위, 여성의 암 중 3위). 대장암 환자가 증가하는 주요 이유로 식습관 문제가 지목된다. 다른 질환과 마찬가지로 대장암은 육류 및 육가공품의 다량 섭취, 비만, 음주 및 흡연, 가족력 등 다양한 요인들이 복합적으로 작용해 발생하는 것으로 알

려져 있다. ^{출처 : 국가암정보센터} 대장 내시경 검사의 대중화로 대
장암 조기발견 확률이 높아졌다는 점 또한 대장암 환자 발생
률 증가에 일정 부분 기여했다고 할 수 있다.

　대장 내시경 검사의 가장 큰 목적은 대장암 예방이고, 그다
음으로 대장암 조기발견이라고 할 수 있다. 이 외에 궤양성 대
장염(또는 크론병) 등의 질환이 강력히 의심될 때에도 대장 내시
경 검사를 실시한다.

　내시경 검사 진행 중 용종이 발견되면 용종절제술이 시행
된다. 폴립절제술_{Polypectomy, 폴리펙토미}이라고 하여 올가미(스네
어)로 용종을 절제하는 방법과, EMR<sub>Endoscopic Mucosal Resection, 내
시경적 점막절제술</sub>이라고 하여 폴립 점막 밑에 주사용 생리식염수
(셀라인)를 주입한 다음 고주파 전류를 흘려서 절제하는 방법
이 있다. 웬만한 용종은 다 제거되지만, 암이 확실하다고 의심
되면 수검자에게 고지하고 3차 의료기관으로 전원시킨다. 암
확진 및 주변 조직으로의 전이 여부를 알기 위해서 되도록 빨
리 가도록 한다. EMR의 경우 주변 점막을 다 들어내야 하므
로 입원 치료가 필요할 수 있다.

　용종절제술 시술 장면을 영상으로 보면 쉬워 보인다. 과거
에 비해 장비와 기술이 좋아진 덕분이다. 그래도 가위로 종이
를 싹둑 자르는 게 아니라 사람의 장에 난 용종을 제거하는 것

이므로 의사는 예민하게 주의를 기울여 절제를 진행한다. 대체적으로는 이상 없이 마무리되지만 드물게 출혈이나 천공이 발생할 수 있어 주의를 요한다.

내시경을 통해 위나 대장에서 발견된 용종은 모두 암일까? 그렇지 않다. 용종은 종양성 용종과 비종양성 용종으로 나뉘는데, 이 중 후자의 경우는 암으로 발전할 가능성이 거의 없다. 과증식성 용종, 염증성 용종, 지방종 등이 여기에 해당한다. 그러나 종양성 용종(선종성 용종)의 일부는 암으로 발전할 가능성이 있으므로 반드시 제거되어야 한다.

> "김 원장이 말하는 2차 예방이 바로
> 암으로 발생 가능한 용종을 떼어 내서
> 암을 예방하는 것이다."

EBS 프로그램 〈명의〉에 소화기질환 분야 명의로 선정된 바 있는 김원호 원장(내과 전문의)은 위·대장 내시경은 암 예방을 위해 필수적인 검사인 만큼 국민건강보험공단 및 공식 학회의 권고사항에 따라 검사를 받을 것을 권유했다.

"암 예방에는 1, 2, 3차 예방법이 있습니다. 1차 예방은 생활습관, 식습관, 환경을 개선해서 암을 예방하는 것입니다. 쉽게 말해 공기 좋고 물 맑은 도서산간 지역에 가서 살면 암 발생률을 낮출 수 있다고 생각하면 됩니다. 하지만 이게 어디 쉽나요. 저마다 생활 터전이 있는데 암 예방하겠다고 다들 산속으로 들어갈 순 없으니까요. 그래서 2차, 3차 예방법이 중요한 것입니다."

김 원장이 말하는 2차 예방이 바로 암으로 발생 가능한 용종을 떼어 내서 암을 예방하는 것이다. 3차 예방은 암 조기진단을 통하여 적절히 치료함으로써 암으로 인한 사망률을 줄이는 것이다. 암에 걸렸다 하더라도 치료와 관리를 통해 살아갈 수 있도록 해주는 것이다. 건강검진은 2차 예방이 목표이다.

여러 암들 중 위암과 대장암의 경우 초기에 발견하면 생존율이 매우 높아지므로(위암, 대장암의 초기 발견 시 생존율 90% 이상) 위·대장 내시경 검사의 중요성은 두말할 필요가 없다.

검사의 질에 영향을 주는 것들

위·대장 내시경 검사는 위암 및 대장암 예방과 조기발견에 가장 효과적인 무기임에 분명하다. 그렇다면 이 검사를 받기만 하면 암을 100% 예방할 수 있는 것일까? 그렇지는 않다. 위·대장 내시경 검사에서 종양성 용종(선종)을 놓칠 가능성은 존재한다. 사람이 하는 일에 '100% 완벽' 혹은 '문제 발생 확률 0%'란 존재할 수 없다는 사소하지만 당연한 진리 때문이다. 아무리 최선을 다해도 흠 없이 완벽하게 끝나기란 쉽지 않다. AI가 발달해 용종에 대한 판단을 돕는다고 해도 한계가 있다.

위·대장 내시경 검사의 불완전성을 '사람이 완벽하지 않아서'라는 핑계로 끝내고자 하는 건 아니다. 이를 대전제로 두고, 검사에서 선종을 놓치게 만드는 요인을 알아보자.

가장 중요한 요인은 시간이다. 검사가 아주 급하게, 서둘러서 진행된다면 충분히 위 혹은 대장을 볼 시간이 보장되지 않기 때문에 종양성 용종을 놓칠 수 있다는 것이다. 이에 대해 김원호 원장은 이렇게 설명하였다.

"이것은 병의원/검진센터의 경영철학과 관련된 문제예요. 경영진에서 '똑같은 시간에 누가 더 많은 수검자를 검사할 수 있는지'를 가장 중요한 가치로 둔다면, 이는 의사에게 영향을 미칠 수 있습니다."

사실 건강검진 현장에서 속도전이 우선시되는 경우가 있다는 건 의료계의 공공연한 비밀이다. '빨리빨리'를 좋아하는 게 우리 국민들의 특징인지라 수검자들은 빨리 검사를 시작해 마무리하고 싶어 한다. 그런데 병의원/검진센터는 이와 또 다른 이유로 빨리빨리를 선호한다. 빨리 할수록 더 많은 수검자들을 검사하여 더 많은 수익을 올릴 수 있기 때문이다.

위·대장 내시경 검사의 질quality은 선종을 얼마나 찾아내는 가에 달려 있다. 속도전으로 수검자의 숫자에 의의를 두게 되면, 한 수검자에게서 선종을 얼마나 발견해 제거했는가에는 소홀해질 수 있다. 대장 내시경 검사는 다른 검사들보다 준비 시간이 길고 과정이 고되다. 그렇게 어렵게 검사를 준비했는데 의사가 채 2분도 보지 않는다면 그간 수검자의 노력은 별 의미가 없어지고 마는 것이다.

특히 직장인 검진의 경우 병의원/검진센터에서 기업을 상대로 검진을 수주해 와서 진행하는데, 이때 박리다매薄利多賣 형태로 계약을 받아 오면, 수량에 치중할 수밖에 없다. 비용을 깎아서 계약을 유치했으므로 많은 수량을 소화해 깎인 비용을 벌충하려 하기 때문이다. 병의원/검진센터에서 하루 감당할 수 있는 수검자의 숫자는 정해져 있는데 그 수를 훨씬 뛰어넘는 수검자가 몰리면 의사가 시간에 쫓겨 검사 과정에서 중요한 것을 놓칠 가능성이 높아진다.

시간 대비 내시경 횟수는 검진의 질과 직결된다. 정해진 시간에 몇 회의 내시경이 시행되었는가는 병의원/검진센터의 수익과 연결되는 문제라서 경영진이 여기에 관심을 두면 의료진이 압박을 받게 되고 2, 3분 만에 내시경 검사를 하게 될 수도 있다. 정도正道를 지키고자 하는 의사들에게는 참 힘든 상황이 된다. 환자들은 (수면내시경의 경우) 검사에 들어가면 곧

바로 잠이 들고, 잠에서 깨어난 후 촬영된 영상을 통해 자신의 장을 보는 것이므로, 검사 때 어떤 일이 일어나는지 잘 모른다. 때문에 의사는 자신을 믿고 온전히 몸을 맡긴 환자에게 신뢰를 지킬 수 있어야 하고, 그럴 수 있는 환경이 조성되어야 한다.

"의료의 질을 담보하는 환경 조성에
다양한 이해 관계자들의 관심이 필요하다."

내시경 검사의 질을 담보할 수 있는 환경이 되려면 의료수가 문제도 고려해야 한다. 우리나라 의료수가는 정부가 통제하고 있다. 국민들에게 보다 양질의 의료서비스를 보다 저렴한 가격에 이용할 수 있게 하겠다는 목적이지만, 의료 현실과 맞지 않는다고 주장되는 지점들이 있다. 예를 들어 용종을 하나 떼어 낼 때의 의료수가보다 2~5개를 떼어 낼 때의 의료수가가 더 싸다는 점, 하루에 뗄 수 있는 용종 수량이 정해져 있다는 점, 용종이 크고 깊을 때 시행되는 EMR은 하루에 하나까지 건보 적용이 되는 점 등등이 그러하다.

의료는 인술이어야 하고 의료기관은 수익보다 검진의 질을 추구해야 하지만, 먹고사는 문제가 걸려 있어 수익 문제를 고려하지 않을 수 없다. 의료 현실을 잘 반영하지 못하는 의료수가가 지속되면 경영 상황 악화로 인해 경영진은 속도전을 통한 수익 확보에 관심을 갖게 되고, 결국 의료행위에까지 영향을 미칠 우려가 있다. 검진의 질은 의사가 수검자를 충분한 시간 속에서 꼼꼼하게 살펴봄으로써 담보된다. 그런 만큼 의료의 질을 담보하는 환경 조성에 다양한 이해 관계자들의 많은 관심이 필요하다.

수검자들이 정말 원하는 것은 검진을 통해 몸 건강 상태를 정확하게 파악하는 것이다. 검진 결과가 미진하게 나오면 최종 피해는 수검자들에게 돌아간다. 따라서 검진의 질이 낮아지지 않기 위한 노력이 필수적이다. 특히 직장인 검진의 경우 병의원/검진센터는 방문 일시를 조율해 특정한 월일에 한꺼번에 수검자들이 몰려 검진이 급하게 진행되지 않도록 신경을 써야 한다. 수검자들 역시 사람들이 몰리지 않는 시기(1~5월)에 검진을 받을 수 있도록 예약일을 조절하는 게 필요하다.

"시간을 좀 더 들여 관찰할수록
숨어 있는 용종을 발견하는 데 유리하다."

위·대장 내시경 검사는 얼마의 시간 동안 진행되는 게 바람직할까? 위 내시경에 대해서는 권장 시간이 없으나 대장 내시경은 학회 가이드라인이 있는데, 바로 6분이다. 검사 준비시간을 제외하고, 수검자의 몸에 내시경을 삽입해 장기를 관찰하는 시간을 말한다. 하나로 의료재단 내시경센터 전문의들은 "6분은 기본 시간이고 이보다 시간을 좀 더 들여 관찰할수록 숨어 있는 용종을 발견하는 데 유리하다"고 입을 모았다.

내시경 검사에서 시간을 강조하는 이유가 있다. 우리가 생각하는 것보다 장의 넓이가 무척 넓고 사각지대가 존재하기 때문이다. 일반인들이 그림으로 보는 위와 장은 매끈한 형태이지만, 진짜 장기는 내부 벽에 주름이 잔뜩 잡혀 있고 크기 또한 우리 생각과 다르게 자그맣다. 김혜진 전문의(내과 전문의)는 이렇게 설명하였다.

"위는 평상시에 쪼그라들어 있다가 음식이 들어가면서 한없이 커지는 장기예요. 대장도 그림에서 보는 것처럼 굵은 장기가 아니고요. 그래서 기구를 통해 공기를 주입해 장벽의 주름을 쫙 편 다음에 그 사이사이를 다 살펴봅니다."

대장의 경우 면적이 더 넓어서 절대 시간이 필요하다. 놓치는 부위 없이 살펴보려면 주의를 기울여야 하는데, 위와 대장 모두에 존재하는 사각지대에서는 더더욱 그렇다. 의사들이 '블라인드 스팟Blind Spot'이라고 부르는 부위로 꺾이는 지점이나 측면부, 후면부 등이다.

"내시경 기기는 앞을 보도록 만들어져 있어요. 당연히 측면이 잘 보이지 않아요. 의사가 기기를 잘 돌려 가면서 봐야 해요. 블라인드 스팟을 놓치지 않으려면 더 주의해야 하고요."

만약 장청소가 제대로 되지 않아 장 내 찌꺼기가 존재할 때는 흡인하는 등의 조치를 취하면서 봐야 하므로 시간이 더 걸린다. 생각보다 넓은 부위에 사각지대가 존재하고 장청소 불량에의 대응까지 해야 하는 만큼 아무리 열심히 보더라도 100% 완벽하기란 쉽지 않다. 그래서 김 전문의는 '관찰 시간 최소 6분'을 지키는 노력이 매우 중요하다고 강조하였다.

"의사도 사람인 만큼 집중력 저하 문제가 있습니다. 의도적으로 소홀히 하는 게 아니라 본의 아니게 놓치는 경우가 있을 수 있는 거죠."

하나로 의료재단은 위·대장 내시경 검사를 진행하는 전문의들에게 '최소 관찰 시간 6분'을 지킬 것을 권장하고 있으며, 내시경 검사에 들어간 시간, 종료된 시간, 선종을 몇 개 떼어 냈는지 등을 모두 기록하게 한다. 김원호 원장은 "하나로 의료재단은 중요 질 지표를 자체적으로 선정하여 관리하고 있다"면서 매월 회의를 통해 의사들이 피드백을 주고받고 있다고 말했다.

"대장 내시경의 가장 중요한 목표는 검사를 받은 수검자에서 대장암이 발생하지 않는 것이지요. 그러나 이를 객관적으로 확인하는 것이 불가능하기 때문에 종양성 용종을 얼마나 떼어 냈는가를 지표로 관리하고 있습니다."

하나로 내시경센터 소속 전문의들은 매월 회의 자리에서 각종 질 지표의 평균치와 과거 데이터를 비교하고, 이를 개선하기 위한 방안을 토의한다. 그리고 전문의 개인별 지표를 개별적으로 고지한다. 또한 학회에서 발표되는 최신 기술과 지견을 그때그때 전달받아 공부한다. 이런 과정을 통해 전문의들은 자신이 다른 의사들보다 얼마나 잘했는지 알게 되고, 훌륭한 자료 덕분에 좋은 자극을 받는다.

의사와 환자 모두의 노력이 필요하다

내시경 검사에서 선종을 놓치게 하는 또 다른 요인은 개인차이다. 김원호 원장은 "내시경 검사를 진행하는 의사들은 밥 먹고 내시경만 보는 사람들이므로 어느 병의원/검진센터를 가든 기술적 실력은 좋은 편"이라고 전제하면서, 종양성 용종을 얼마나 찾느냐에 대해서는 개인차가 있을 수 있다고 설명하였다.

"어떻게 용종을 떼어 내느냐는 의사들마다 크게 다르지 않습니다. 다들 열심히 배우고 임상에서 단련되었을 테니까요. 그러나 얼마나 찾느냐는 개인차가 있을 수 있습니다. '실력차'라고 표현할 수 있고, '개인의 의지 차이'라고도 할 수 있겠

네요."

앞서 설명한 것처럼 장이 꽤 넓은 만큼 구석구석 살피면서 용종을 찾는 데에는 의사의 경험과 연륜이 일정 부분 작용한다. 내시경 경험이 많은 의사가 용종을 더 잘 찾는 건 당연하다. 경험이 많은 전문의들이 내시경 검사를 집도하면 용종 절제 결과가 달라지게 된다.

1cm 이상의 용종이 발견되면 혹시 모를 천공이나 출혈 우려 때문에 3차 의료기관으로 전원시키는 경우가 많은데, 하나로 의료재단에서는 합병증의 발생 위험이 높지 않은 경우 2cm까지는 되도록 절제한다. 전문의들의 경험이 풍부하고, 구비된 장비도 좋아서다. 외래센터가 별도로 있어 필요 시 진료, 약 처방이 가능하다. 악성으로 확실시될 때는 협력 관계인 3차 의료기관으로 빨리 전원시킨다.

의사의 실력 차 혹은 개인의 의지 차이는 때때로 검사 결과의 희비를 가른다. A병원에서 내시경 검사를 받고 문제가 없었던 사람이 다음 검진 때 B병원으로 옮겨 검사를 받아 용종이 많이 발견되었다며 민원을 넣었다는 사례나, 검사가 미진할 거라는 불안감에 수검자에게 2년 후 재검사를 받으라고 권했다는 사례 등이 입에서 입으로 전해지기도 한다.

의사의 실력 차 혹은 개인의 의지 차이는 의료진의 근무환경과도 연관이 있다. 쉴 틈 없이 빡빡하게 검사가 이어지고 여러 업무에 시달리게 되면 집중력이 저하되어 안 하던 실수를 할 수 있고 위생과 안전에 소홀해질 수 있다. 내시경 검사에서의 사고는 교통사고와 유사한데, 일단 발생하면 응급상황으로 이어질 수 있어서다. 의료진이 약간만 긴장을 풀어도 사고가 날 수 있는 만큼 늘 긴장감을 유지해 일할 수 있도록 적절한 휴식이 보장되어야 하고, 본업 외적인 업무를 최대한 줄여주어야 한다.

대장의 비종양성 용종은 크기가 지나치게 크지 않은 한 (1cm 미만) 제거하지 않아도 건강에 큰 문제가 없다. 그러나 의사들은 육안으로 확인한 용종의 크기가 작아도 제거하려고 하는 편이다. 경험 많은 의사들은 눈으로 봐도 용종이 비종양성인지 종양성인지를 알아본다. 김원호 원장은 "내시경으로 봤을 때 종양성과 비종양성이 구별되는 확률은 70~80% 정도이고, 종양성 용종 중 육안으로도 확연하게 비종양성과 구별되는 것들이 꽤 된다"고 설명했다. 그래서 비종양성 용종임이 분명한 경우 꼭 모두 제거할 필요는 없다고 하였다. 물론 정확한 결과는 조직검사를 통해 알 수 있으므로 많은 의사들이 혹시 모를 가능성을 대비해 발견한 용종을 모두 잘라 내고 있다.

암을 예방하려면 종양성 용종(선종성 용종) 발견율 ADR : Adenoma Detection Rate이 매우 중요하다. 과증식성·염증성 용종 등 비종양성 용종은 암이 될 확률이 없는 만큼 내시경 검사에서 단순히 용종을 몇 개 제거하느냐를 내세우는 것은 의미가 없다. 암으로의 발전 가능성이 있는 선종을 잘 찾아내 제거하는 것이 검사 목적을 달성하는 길이다. 내시경 검사의 본질을 아는 의사들은 스스로 열심히 공부하고 검사 때도 집중해서 선종을 찾아내 제거하려고 노력한다.

> "흡입기로 이물질을 제거하다가
> 석선 구멍이 막히는 경우가 있어요."

내시경 검사에서 선종을 놓치게 만드는 이유 중에 장청소 불량 문제도 있다. 이는 실제로 대장 내시경 검사 현장에서 의료진을 곤혹스럽게 만드는 이슈이다. 대장 내시경을 받으려면 검사일 3~4일 전부터 식단 조절이 필요하다. 잡곡류, 육류, 나물과 김치류, 씨 있는 과일류의 섭취가 제한되고, 검사 하루 전에는 흰쌀죽으로 아침과 점심을 먹은 후 저녁부터 금식해야 한다. 그리고 병의원/검진센터에서 안내받은 대로 장 정결제를 복용해서 장을 깨끗이 청소해야 한다. 검사를 신청하면 병의원/검진센터 직원이 상세하게 안내해 주는데, 이를 안 지키는 수검자들이 있다. 안내받은 걸 잊어버리거나, 지침에 별 신경을 쓰지 않아서 장 청결 상태가 안 좋은 경우가 적잖다.

장청소가 불량할 경우 의사는 흡입기를 통해 이물질을 제거하면서 관찰해야 한다. 장 구석구석을 꼼꼼하게 보는 데 써야 할 시간을 이물질 제거에 뺏기면 얼마나 시간이 아까운가. 예약하고 방문한 수검자들이 밖에서 대기 중인데, 한 사람을 위해 수십 분씩 검사 시간을 할애할 수도 없다. 김혜진 전문의는 "장이 지저분하면 상태를 살펴보기가 어려워져 검사가 중단될 수 있다"면서 장 정결의 중요성을 거듭 강조했다.

　"흡입기로 이물질을 제거하다가 석션 구멍이 막히는 경우가 있어요. 포도 씨앗이나 현미, 검은콩, 깨 같은 잡곡류가 장 내에 남아 있는 경우가 그렇습니다. 이렇게 되면 더 이상 검사를 진행하기 어려워져요."

　장청소가 잘 이뤄지지 않아 기기를 망가뜨리거나 시야가 구별되지 않을 정도라면 '장 상태 불량'으로 판정돼 검사가 중단되기도 한다. 김 전문의는 "나 역시 검사를 앞두고 열심히 장청소를 했음에도 불구하고 장청소 상태가 미진했다는 말을 의사로부터 들은 바가 있다"고 말하면서 검사 중단은 수검자, 의사 모두에게 손해인 만큼 병의원/검진센터의 안내에 따라 식사 조절을 확실하게 해야 한다고 강조하였다.

　위·대장 내시경에 있어서 검사를 소홀히 해서는 안 되고, 내가 받은 검진이 불완전하면 어쩌나 하는 불안에 시달릴 필요도 없다. 위·대장 내시경 검사가 암 예방률 100%라고 확언할 수 없으나, 암 예방 및 조기발견을 위한 최고의 수단이라는 사실은 변하지 않는다. 건강한 삶을 살아가고 싶다면 의사는 의사대로, 수검자는 수검자대로 노력을 다해야 한다.

대장 내시경, 자주 받는 게 좋을까?

"이전 대장 내시경 검진에서 용종이 3개 나왔는데, 2년 후 검진 때 다시 대장 내시경을 받아야 할까요?"

"이전 내시경에서 용종이 하나도 없었는데, 2년 후에는 어떻게 하면 좋을까요?"

대장 내시경을 받고 나면 온갖 의문이 꼬리에 꼬리를 물고 이어진다. 용종이 나오면 나온 대로, 안 나오면 안 나오는 대로 불안하다. 과연 대장 내시경은 어느 정도의 간격을 두고 받는 게 좋을까?

대장암의 발생률과 선종의 유병률은 50세를 기준으로 큰 차이를 보인다. 종양성 용종의 한 종류인 선종은 대장암의 전구병변(최초 나타난 병변)이자 대리표지자Surrogate Marker로, 이를 제거하면 대장암의 발생 자체를 예방할 수 있어 대장 내시경의 목표 병변이다. 실제 대장 내시경을 받은 경우 대장암 발생률이 76~90% 정도 감소하고, 사망률 또한 약 53% 감소한다고 알려져 있다.출처 : 대한위대장내시경학회

따라서 무증상의 평균 위험군에서 대장 내시경 검사는 50세 이상에서 권고된다. 대장 내시경 검사에서 특별한 이상이 없거나 작은 선종을 1~2개 제거한 경우 대장암이나 선종의 발생률은 10년 이상 매우 낮은 상태로 유지된다고 알려져 있으므로, 다음 검사까지 5~10년 이상의 간격을 두는 것이 적절하다.

반면에 선종이 3~5개 이상이거나 크기가 1cm 이상이거나 조직검사 형태가 나쁜 경우에는 고위험군으로 분류되어 3~5년 후 검사를 권고한다(용종이 자라기까지 약 3년 이상의 시간이 걸리는 것으로 알려져 있다).

권장 시기보다 자주 검사받을 경우 용종을 제거해서 얻는 이득보다 시간과 비용, 전처치에 대한 불편함과 용종절제술의 약 2%에서 발생하는 출혈이나 천공 등과 같은 합병증의 위해가 더 크므로 권고 지침을 따르는 것이 바람직하다.

　　내시경 검진에서 용종이 발견되면 대부분 의사들은 이를 제거하려고 한다. 의사들이 육안으로 봤을 때 종양성과 비종양성은 구분되는 편이지만, 정확한 확진은 조직검사를 통해서 한다. 만약 검진에서 비종양성 용종이 발견됐고, 깨끗이 제거했다면 5~10년은 걱정하지 않아도 좋다. 비종양성 용종은 암으로 발전하지 않으며, 종양성 용종이라도 모두가 아닌 일부가 암으로 발생할 가능성이 있다는 것이므로, 제거했다면 과한 염려를 할 필요가 없다. 이전 검사에서 문제가 없었고, 이후에도 아무 이상 증세가 없고, 가족력이 없다면 대한소화기내시경학회 권고대로 만 50세 이상 남녀는 5~10년에 한 번씩 대장 내시경 검진을 받으면 된다.

근로자 건강 지켜 주는
특수건강진단

내 병이 직업 때문일 줄이야

　30대 김한수 씨(가명)는 IT 업계에서 일하는 프로그래머이
다. 직업 특성상 야근이 많고 술자리가 잦은 편이다. 프로젝
트에 한번 들어가면 잠을 못 잘 때가 많아 몸이 무겁고 피로감
이 심하지만, 그렇다고 크게 아픈 건 아니다. 한수 씨는 금년
건강검진 대상자인데 회사에서 특수건강진단을 받아야 한다
는 사실을 알게 되었다. 가뜩이나 바쁜 시기에 검진이 실시된
다는 소식을 듣고 마음이 불편해졌다. 한수 씨는 대충 문진을
작성하고 빨리 업무에 복귀하기 위한 궁리에 여념이 없었다.

하나로 의료재단 홍두루미 원장(직업환경의학과·가정의학과 전문의)은 "특수건강진단은 일반검진과 마찬가지로 아프지 않은 사람을 대상으로 실시한다"면서 "스스로 아프지 않다고 생각하니까 검진을 소홀히 여겨 대충 임하는 사람들이 많은 편"이라고 설명하였다.

"한번은 어떤 회사에 가서 근로자들의 혈압을 재는데, 지나치게 높은 수치가 나오는 분이 있어 시간 차를 두고 여러 차례 반복해서 혈압을 쟀어요. 그러니까 수검자가 왜 여러 번 재느냐면서 화를 내더라고요. 또 식당에서 특수건강진단을 할 경우 점심식사 준비시간 전까지 끝내야 해서 서두를 때가 있습니다."

특수건강진단은 특수건강진단 대상 유해인자에 노출되는 업무에 종사하는 근로자의 건강관리를 위해 사업주가 의무적으로 실시하는 건강검진을 말한다. 쉽게 말해 일반건강검진은 모든 근로자, 특수건강진단은 주로 비사무직에 해당한다고 보면 된다. 건설 현장, 공장 근무자나 청소업, 서비스업은 물론이고 의료기관에서 일하는 의사와 간호사 및 보건의료 종사자들도 특수건강진단 대상자가 된다.

특수건강진단 대상 유해인자란, 말 그대로 건강에 유해한 영향을 미칠 수 있는 요인을 말한다. 산업안전보건법에 따라 법적으로 규정된 유해인자는 총 180여 종이다. 각양각색의 유해인자들은 우리 몸에 크고 작은 건강 문제를 만들어 낸다.

일례로 2022년 학교 급식실 노동자를 대상으로 실시된 건강검진에서 다수의 수검자들이 폐암이 의심된다는 판정을 받았다는 사실을 언론이 보도한 적이 있다. 교육부가 공개한 〈학교 급식 종사자 폐 검진 중간 결과〉에 따르면(경기·충북·경남을 제외한 전국 14개 시도교육청과 국립학교에서 받은 검진 결과임), 건강검진을 받은 학교 급식 종사자 18,545명 중 1.01%인 187명이 '폐암 의심~매우 의심' 상태인 것으로 나타났다. 검사자 10명 중 3명(4,706명, 28.78%)은 양성 폐 결절, 경계선 폐 결절 등 이상 소견을 받았다. 이런 결과가 나온 이유는 급식실 근로자들이 매일 다량의 연기와 분진, 화학약품 등에 노출되기 때문이다. 이들은 매일 밥을 하고 반찬을 볶거나 굽고 끓이면서 연기와 분진에 노출되고, 설거지를 하면서 일반인들보다 훨씬 더 긴 시간 동안 세정제와 접촉해야 한다. 이 사례만 봐도 근로환경이 얼마나 우리 몸에 미치는 영향이 큰지를 알 수 있다. 출처 : 급식실 노동자 '폐암', 일반 여성의 35배… 환기설비 개선은 언제?/YTN/2022.12.3.

특수건강진단을 통해 작업장의 유해인자를 측정하고 이로 인해 근로자에게 어떤 건강 영향이 있는지를 주의 깊게 살펴봐야 하므로 (일반건강검진도 마찬가지지만) 대충 진행해서는 안 된다.

특수건강진단 대상 유해인자
[산업안전보건법 시행규칙(별표 22)]

- 화학적 인자(유기화합물 109종, 금속류 20종, 산 및 알카리류 8종, 가스 상태 물질류 14종, 영 제88조에 따른 허가 대상 유해물질 12종)
- 분진(7종)
- 물리적 인자(8종)
- 야간작업(6개월간 밤 12시부터 오전 5시까지의 시간을 포함하여 계속되는 8시간 작업을 월 평균 4회 이상 수행하는 경우 / 6개월간 오후 10시부터 다음 날 오전 6시 사이의 시간 중 작업을 월 평균 60시간 이상 수행하는 경우)

국민건강보험공단의 일반건강검진은 2년에 1회 실시되는데, 특수건강진단은 산업안전보건법 시행규칙에 따라 배치 후 유해인자별로 검진을 받아야 하는 주기가 정해져 있다(산업안전보건법 시행규칙 별표 23). 대부분은 작업장에 배치된 후 6개월 내에 첫 검진을 받게 되고, 그다음부터는 1년에 1회 간격으로 받는다. 짧은 시간 내에 신체에 영향을 미칠 수 있는 유해인자가 있는 작업장 근로자들이라면 이보다 더 짧은 주기(6개월)로 검사를 받고, 긴 시간 동안 천천히 유해인자가 인체에 영향을 미치는 작업장 근로자들은 좀 더 긴 주기(2년)로 검사를 받는다.

이처럼 특수건강진단은 일반건강검진과 다른 점들이 있어서 직업환경의학을 전공한 전문의들이 진행한다. 직업환경의학과는 직업과 환경에 존재하는 유해요인으로 인한 손상과 질환에 대한 예방과 치료를 다루는 의학의 한 분야이다. 직업환경의학과 전문의들은 작업장에 직접 출장을 가서 작업환경을 점검하기도 하고, 인체 노출 정도(생물학적 노출지표 검사)를 검사하기도 하며 사업주로부터 관련 자료를 제출받아 분석한다.

특수건강진단 때 어떤 검사가 진행되는지는 유해인자별로 차이가 있고, 경우에 따라 1차와 2차에 나눠서 진행된다(1차 검사에서 특이소견이 발견될 때 2차 검사가 진행됨). 일반건강검진에는 포함되지 않은 폐활량 검사, 심전도 검사, 신경학적 검사, 이경 검사 등이 (유해인자에 따라 검진 항목에) 있을 수 있다. 청력검사의 경우 일반건강검진에서도 진행하지만, 특수건강진단에서는 그것보다 더 정밀한 정밀(순음)청력검사가 진행된다. 검진 항목의 대부분이 작업장에서 진행될 수 있다.

직업환경의학과 전문의들은 특수건강진단을 통해 우리가 흔히 직업병이라고 말하는 질환을 찾아낸다. 홍 원장은 "IT 업계와 같이 야근이 잦고 음주가 불가피한 업계에 종사하는 수검자의 경우 검진에서 지방간이 많이 발견된다"고 했다. 청소업 종사자들은 근골격계 질환, 백화점·호텔 등 서비스업 종사자는 하지정맥류, 건설 현장이나 공장 근로자들에게는 진폐증이 발견될 수 있다. 건강을 지키고 싶다면 내 직업 특성을 이해하고 검진을 통해 질환 발병 가능성을 미리 찾아서 예방하는 게 중요하다.

특수건강진단은 선택이 아닌 필수

우리의 건강은 직업과 밀접한 관련이 있다. 하루 중 가장 많은 시간을 직장에서 보내기 때문에 근로환경은 우리 몸 건강과 떼려야 뗄 수 없는 관계에 있다. 과거에 비해 안전에 대한 인식이 많이 개선되었으나 여전히 수많은 근로현장에서 안전장비를 갖추지 않거나 보호구를 착용하지 않아서 발생하는 문제들이 많다. 또한 업무 특성상 불가피하게 화학물질에 노출된다거나 잦은 야근을 해야 하는 근로자들도 있어서 이들의 건강을 지키기 위해서는 특수건강진단이 반드시 필요하다.

우리가 근무하는 직장에서 받을 수 있는 유해인자는 생각보다 광범위하다. 소음·분진 등 물리적 요인, 중금속·유기화합물 등의 화학적 요인, 과도한 신체 움직임·작업량·작업인원·휴식시간 등으로 인한 근골격계 요인, 스트레스와 과로 등의 정신적 요인까지 존재한다. 특수건강진단은 유해인자들이 영향을 미칠 수 있는 표적장기를 계통별로 나눠서 검진을 시행한다.

특수건강진단을 시행하면 유해환경에 일하는 근로자들이 어떤 건강 문제를 가지고 있는지 발견해 내고 그에 맞는 조치를 취할 수 있다. 직업 관련 질환에 걸릴 가능성이 높거나 이미 걸렸을 경우, 생활습관 개선과 적절한 치료를 통해 근로자들의 건강과 삶의 질을 지킬 수 있다. 또한 작업장의 환경과 근로 여건을 개선(보호구 착용, 근로시간 단축, 야간 및 교대 근무 개선 등)하도록 사용주에게 권고할 수 있다. 근로자들이 건강을 유지해야 생산성을 제고할 수 있으므로 사업주 입장에서도 특수건강진단의 필요성은 충분하다.

"특수건강진단은 특수건강진단 대상
유해인자가 있는 사업장 사업주의 의무이다."

그런데 실제 산업현장에 가 보면 앞서 말한 것처럼 특수건강진단은 "바쁘니까", "비용 부담 때문에" 등등의 이유로 도외시된다. 특수건강진단은 산업안전보건법에 의거해 특수건강진단 대상 유해인자가 있는 사업장 사업주의 의무이므로 근로자가 적극적이고 당당하게 검진에 임해야 하고, 충분한 시간을 들여서 검사를 받아야 한다.

만약 자신이 근무하는 사업장이 산업안전보건법에 의거해 특수건강진단 대상 유해인자가 있는 사업장인데도 특수건강진단을 실시하지 않는다면 사업주에게 특수건강진단을 진행할 것을 요청하는 게 필요하다.[*] 사업주 역시 복지란 이름으로 직원들에게 국가건강검진 항목 외에 검사를 더 추가해 주는 것보다 근로환경으로 인한 건강 상태를 평가할 수 있는 특수건강진단을 받도록 하는 게 근로자 건강과 복지를 위해 더 나은 선택이라는 사실을 알아야 한다.

특수건강진단은 해당 사업주의 의무사항이라 근로자가 부담해야 할 비용은 없다(특수건강진단 대상 사업장인데 미실시할 경우 사업주에 과태료가 부과됨). 산업안전보건공단은 사업주가 비용 부담으로 인해 특수검진을 회피하지 않도록 하기 위해 '건강디딤돌 사업'을 시행하고 있다. 여기에 해당되면 특수검진비 전액 혹은 일부를 지원받을 수 있는 만큼, 산업안전보건공단에 문의하여 자기 사업장이 건강디딤돌 사업에 해당되는지의 여부를 알아볼 것을 권한다.

---

[*] 우리 사업장이 특수건강진단 대상 사업장인지를 알고 싶다면 산업안전보건공단에 문의하면 된다. 특수건강진단은 특수건강진단 기관으로 고용노동부 지정을 받은 기관에서 실시하는데, 산업안전보건공단 홈페이지에 가면 알아볼 수 있다.

건강디딤돌 사업 지원대상

■ (작업환경측정) 산업재해보상보험에 가입한 사업장 중 고용보험 피보험 자수 조회 결과 50인 미만 사업장

    * 시행규칙 제186조제1항 관련 별표 21 「작업환경측정 대상 유해인자」 보유 사업장에 한함

■ (배치전건강진단 및 특수건강진단)

    – 산업재해보상보험에 가입한 사업장 중 고용보험 피보험자수 조회 결과 50인 미만 사업장

    * 시행규칙 제201조 관련 별표 22 「특수건강진단 대상 유해인자」 보유 사업장에 한함

    – 배치전건강진단 및 특수건강진단 대상 업무 종사 건설일용직 근로자

    * 시행규칙 제201조 관련 별표 22 「특수건강진단 대상 유해인자」에 노출되는 업무에 종사하는 근로자에 한함

    * 건설업 기초안전보건교육 이수증을 특수건강진단 기관에 제시 후 검진 시에만 지원 가능

    – 공동주택에서 경비 · 청소원을 사용하는 사업장

    * 공동주택 : 아파트, 연립주택, 다세대주택, 기숙사

※ 공동주택에서 경비 · 청소원이 야간작업(2종)에 종사하는 경우 사업장 규모에 관계 없이 지원 가능. 단, 경비 · 청소원 외 직종(기계 · 전기실, 시설팀 등)은 고용보험 피보험자수를 기준으로 50인 이상인 경우 지원 불가

※ 50인 미만 사업장 판단 기준 : 하나의 법인 또는 개인사업자가 여러 개의 단위 사업장을 운영하는 경우 전체 사업장의 고용보험 피보험자수로 50인 미만 여부 판단

출처 : 안전보건공단 홈페이지(www.kosha.or.kr)

특수건강진단을 받을 때 주의해야 할 점은 무엇일까? 홍 원장은 "검진 시 주의사항은 검사 항목에 따라 차이가 있다"고 설명하였다.

"일반건강검진과 마찬가지로 검진 전 8시간 금식은 필수입니다. 검진 2~3일 전부터 금주와 금연은 당연하고요. 특히 흡연은 폐활량 검사와 혈압 검사에 영향을 미칠 수 있으므로 최소한 검진 전 4시간 이상 금연해야 합니다. 정밀(순음)청력검사를 받아야 하는 근로자들의 경우 검진 전 14시간 이상 소음에 노출되지 않는 게 필요합니다. 검사 전날까지 소음에 노출되면 그 영향 때문에 정확한 검사가 이뤄지지 않을 수 있거든요."

이 외에도 복용 중인 약이나 전날 근무 형태 등 검진에 참고할 만한 사항들을 직업환경의학과 전문의들과 공유하는 게 필요하다. 일반건강검진과 마찬가지로 특수검진 역시 검진 전 주의사항을 지키지 않으면 검사가 제대로 진행될 수 없고, 내 몸 상태를 정확하게 점검하기가 어렵다.

야근 많은 한국인이 주의해야 할 질환

특수건강진단에서는 직업별 유해인자에 따라 다양한 질환

이 발견된다. 여기서는 직종을 막론하고 공통적으로 발견되는 특성을 짚어 보고자 하는데, 바로 과로와 수면 부족이다.

전 세계적으로 우리나라는 근로시간이 긴 나라 중 하나에 꼽힌다. 지난 10년 동안 근로시간은 많이 줄어들었지만 다른 OECD 회원국들에 비하면 여전히 많은 편이다. 우리 근로시간은 연간 1,915시간으로 OECD 38개 회원국 중 5위를 차지했다. OECD 평균(1,716시간)보다 199시간 많았다. 독일은 1,349시간(38위), 미국은 1,791시간(8위), 일본은 1,607시간(21위)이다. 출처 : 한국 근로시간 10년간 10.3% 감소...아직은 OECD 5위/ YTN/2022.11.14.

근로시간이 긴 만큼 야근이 많고 휴식 시간이 적으니 피로도가 높다. 수면 부족, 만성 피로감은 건강에 어떤 영향을 미칠까? 홍두루미 원장은 "한마디로 정의하기 어렵지만, 굳이 정의해 보자면 총체적인 난국"이라고 표현하였다.

"수면장애는 우리 몸의 거의 모든 신체기관에 문제를 일으킨다고 해도 과언이 아니에요. 오랜 기간 숙면을 취하지 못하면 몸이 찌뿌둥하고 개운하지 않은 정도가 아니라 실제로 질환을 유발할 수 있습니다. 심장질환을 비롯해서 위장관질환, 대사질환의 발생률이 높아져요. 암 발생률도 높아지고요. 여성의 경우 유방암 발생률, 남성에게는 전립선암을 일으킬 수 있습니다."

수면장애가 왜 이렇게까지 복합적인 문제를 일으키는 것일까? 우리 몸은 잠을 자면서 휴식을 취하고 기능을 회복하는데, 잠을 못 자면 이게 불가능하게 되므로 각종 질환에 취약해지게 되는 것이다. 물론 수면장애 하나로 위와 같은 질환들이 발생하는 것은 아니고 환경 및 유전적 요인들이 함께 작용한다고 봐야 한다.

암이 발생할 확률이 높아지는 건 멜라토닌 때문이다. 우리 몸은 밤이 되면 멜라토닌이라는 호르몬을 분비하는데 이는 잠을 자도록 돕는 역할과 함께 암세포를 억제하는 기능도 수행한다. 밤에도 불을 환하게 켜 놓고 있으면 멜라토닌 분비가 억제돼 종양 성장을 억제하는 기능이 약화된다.

미국수면재단NSF의 조사 역시 수면장애로 인한 건강 문제를 확인시켜 준다. NSF는 전 세계 적정 수면시간을 조사해 연령대별 권장 수면시간을 발표했는데, 성인(26~64세)에게는 7~8시간을 권장했다. 이보다 적을 경우 동맥경화·뇌졸중·뇌출혈·심장마비 등 심혈관계 질환, 비만, 당뇨병, 정신질환의 발생 확률이 높아진다는 것. 출처 : 최적의 수면시간은 7~8시간, 모자라도 지나쳐도 질병 위험/헬스조선/2016.7.6.

국제보건기구 산하 국제암연구소IARC는 유방암과 관련한 직업적 요인으로 X선·감마선·에틸렌옥사이드와 함께 야간근무를 포함한 교대근무를 지정하였다. 우리나라 근로복지공단 서울 업무상질병판정위원회는 반도체 패키징 조립업체가 운영하는 공장에서 22년간 야간 교대근무를 하다가 2015년에 유방암으로 사망한 근로자에 대해 처음으로 산업재해를 인정하기도 하였다. 출처 : 22년간 야간 교대근무 하다 걸린 유방암은 산재/매일노동뉴스/2016.10.18.

"2014년부터 야간 근로자가
특수 건강진단 대상자에 포함되었다."

수면장애로 인한 건강 문제가 많다는 게 인식되면서 산업안전보건법이 개정돼 2014년부터 야간 근로자가 특수건강진단 대상자에 포함되었다. 홍 원장은 "특수검진에서 이런 문제들이 발견돼 결과를 통보받으면 사업자는 근로자의 건강을 개선하기 위한 조치를 취해야 한다"고 설명하였다.

검진 결과는 크게 세 가지로 구분되는데(건강관리 구분 판정, 업무수행 적합여부 판정, 사후관리 조치 판정), 만약 이상 소견이 있다고 판정되면 일정 조건하에 현재 업무가 가능한지/일정 기간 내 현재 업무가 불가능한지/영구적으로 현재 업무가 불가능한지가 판정되고, 세 경우 각각에 따른 사후관리 조치 판정이 내려진다. 검진부터 사후관리 조치 판정까지 이어지고, 사후관리를 사업주가 따를 것을 강제하기 때문에(필요한 조치를 취하지 않을 시 사업주에게 벌금 부과) 특수건강진단을 충실히 받으면 근로자의 건강을 지킬 수 있게 되는 것이다.

누적 데이터로 근로환경 개선까지

직장인 검진의 경우 근로자들은 개별적으로 병의원/검진센터를 찾아가기도 하고, 기업에서 지정한 곳에 가서 단체로 검진을 받기도 한다. 직장인의 고질병인 '만성피로' 편을 포함하여 EBS 〈명의〉에 네 차례 선정된 이덕철 원장(가정의학과 전문의)은 이 두 가지 중 후자를 선택한다면 해당 기업에 혹시 존재할지 모르는 직업병을 찾아내는 데 유리하다고 설명하였다.

"회사는 사람들이 하루 중 가장 많은 시간을 보내는 공간입니다. 그런 만큼 근로자들 다수가 특정 질환에 걸렸다는 사실이 관찰된다면 해당 질환과 근로환경은 밀접한 연관성이 있다고 볼 수 있습니다."

특수건강진단에서는 작업환경이 근로자 건강에 미치는 영향을 알아보기 위한 검사나 테스트가 있고, 이 데이터와 검진 데이터를 함께 분석하여 고용인에게 전달하여 근로환경을 개선하도록 한다. 만약 특수건강진단 대상이 아닌 기업의 근로자들이 단체검진을 받게 되면 특수건강진단처럼 근로환경을 개선하는 데 참고할 빅데이터를 수집하기에 용이해진다.

하나로 의료재단은 2회 이상 직장인 검진을 받는 근로자들의 데이터를 분석하여 어떤 질환에 걸릴 가능성이 있는지를 당사자에게 알려 주고 있다. 근로자들에게 공통적으로 나타나는 질환 및 증상이 발견되면 기업에도 (개인정보를 제외하고) 알려 주어 근로환경을 개선하는 데 참고하도록 권한다. 예를 들어 어떤 기업에서 일하는 근로자들 다수에게 목 디스크가 발견되었다면 기업은 책상과 의자 등을 교체하고 장기간 야근을 줄이는 등의 개선 노력을 할 수 있다.

> "사내복지 중 각광받고 있는 것이
> 건강검진이다."

고용주는 기업의 생존 및 수익 증대를 위한 생산성 제고에 관심이 많다. 과거에는 근로자들에게 더 많은 시간 동안 일할 것을 압박하여 생산성을 높였지만, 이런 방법으로는 더 이상 회사의 성장을 기대할 수 없는 시대가 되었다. 그보다는 근로자들의 근로 의욕을 고취시켜 자발적으로 노력하게 하는 것이 더 효과적이다. 근로자들의 자발적 노력을 가능하게 해주는 요인 중 하나가 복지 혜택이다. 많은 기업들이 사내복지를 강화하는 데에는 이 같은 이유가 있다.

사내복지 중 각광받고 있는 것이 건강검진이다. 국가건강검진에 더해서 기업이 추가로 검진 항목을 늘리고 이에 대한 비용을 부담해 주는 것이다. 모두가 건강한 삶을 살아가길 원하기에 이런 혜택은 분명 매력적이다. 여기에 검진 결과를 분석해 근로환경을 개선하는 데까지 나아간다면 근로자들의 회사에 대한 신뢰도는 훨씬 더 올라가게 될 것이다.

"근로자들이 검진 결과를 가지고 외래 진료를 받으면 의사는 그걸 토대로 어떻게 건강을 케어해야 하는지 방법을 알려줄 수 있습니다. 이런 프로세스가 만들어지면 근로자들은 자기 건강을 관리하는 데 한결 더 수월해지겠죠. 저희 하나로 의료재단이 외래센터를 만들고 명의를 대거 영입하여 포진시킨 건 그런 이유 때문입니다."

이덕철 원장의 설명대로 하나로 의료재단에 직장인 검진을 의뢰한 기업들은 위와 같은 효과를 누리고 있다. 검진을 통과 의례적 절차가 아닌 근로자들을 위한 복지로 활용하고 싶은 기업이라면 직장인 단체검진을 추진할 것을 권한다.

'안전하고 믿을 수 있는 의료기관'의 증명, ISO45001 인증

일반인들은 건강검진을 잘 진행하는 곳에서 받고 싶지만, 어느 곳이 잘하는지 알 수 있는 방법이 없다. 하나로 의료재단 의사들은 어느 곳에 가서든 괜찮을 것이라고 전제하면서, 그럼에도 잘하는 곳이 궁금하다면 "안전을 우선시하는 곳을 찾아가면 좋을 것"이라고 의견을 제시했다. 내 눈앞의 병의원/검진센터가 안전을 중요시한다는 사실을 어떻게 알 수 있을까? 다행히 이를 잘 알 수 있는 지표가 존재하는데, 바로 ISO45001이다.

ISO45001은 국제표준화기구ISO : International Organization for Standardization에서 제정·시행하는 표준으로, 사업장에서 발생할 수 있는 각종 위험을 예방하는 안전보건 관리 수준을 인증하는 안전보건 분야 최고 수준의 국제 인증이다. 때문에 ISO45001 인증을 받은 의료기관이 있다면 안전을 엄격하게 관리하고 있다고 신뢰해도 좋은 것이다.

하나로 의료재단은 2022년 12월에 ISO45001과 ISO27001(정보보호 관리체계에 대한 국제 표준 규격으로, 정보보호 분야에서 가장 권위 있는 인증) 인증을 받았다. 특히 ISO45001은 국내 건강검진 전문기관 중에서 하나로 의료재단이 최초로 받은 것이다.

하나로 의료재단에는 안전 전담 간호사가 있다. 2015년 환자안전법이 제정되면서 일정 규모 이상의 병원급 의료기관에는 3년 이상

병원 경력을 가진 간호사 출신이 안전 관리자로 일하도록 규정돼 있다(100병상 이상 500병상 미만의 종합병원-1명 이상/ 200병상 이상의 병원급 의료기관(종합병원 제외)-1명 이상/ 500병상 이상의 종합병원-2명 이상). 검진 센터는 의무적으로 안전 전담 간호사를 둬야 하는 기관에 해당되지 않지만, 하나로 의료재단은 전담 인력을 뽑아서 적극적으로 안전 문제에 대응하고 있다.

안전 전담 간호사가 관리하는 안전 문제는 굉장히 광범위하다. 의료기기/도구의 소독과 청결은 물론이고 의료폐기물 관리, 청소관리인 교육, 침상에서의 낙상과 손끼임 예방, 화재 시 대피 요령, 직원들을 대상으로 한 분기별 CPR 훈련까지, 발생 가능한 모든 상황을 예견하고 대비법을 마련한다.

"많은 의료진이 상주하고 많은 수검자가 오가기 때문에 신경을 써야 할 게 한두 개가 아닙니다. 의료진, 직원들, 수검자들의 동선을 모두 계산해서 발생 가능한 오염이나 위험 상황을 차단하고자 노력하고 있어요."

하나로 의료재단 안전 전담 간호사는 근무의 세부적 절차에 따른 표준지침SOP을 만들어 직원들을 교육하고 있다고 밝혔다. 덕분에 검진센터에서 근무하는 직원들 모두 안전에 대한 인식이 매우 높다.

하나로 의료재단은 안전하고 질 좋은 의료서비스를 위한 노력과 아울러 위·대장 내시경 검사에 있어서 안전을 지켜 가기 위한 노력도 계속하고 있다. 김원호 원장은 과거 연세대학교 세브란스병원에서 기획실장으로 수년간 활동했던 경험이 있다. 그는 재임 기간 동안 NCSI국가고객만족지수 병원의료서비스업 부문 하위권이었던 세브란스병원의 순위를 크게 향상시키는 데 성공했으며(세브란스병원은

12년째 NCSI 1위를 지키는 중이다), 병원 안전인증 시스템 중에서 세계적으로 가장 권위 있는 JCIJoint Commission International, 국제의료평가위원회인증에서 세브란스병원이 국내 병원 중 최초로 인증을 받는 데 기여했다. 김 원장은 하나로 의료재단에 그때의 경험을 적용하고 있다.

하나로 의료재단 내시경센터에서는 내시경 전문의들 중 한 사람을 안전 담당자로 지정하여 미리 정해진 지표에 따라 일주일에 1회 내시경 검사 전 과정이 안전하게 진행되고 있는지 모니터링한다. 수면 내시경 때 마취제가 적절하게 사용되었는지, 감염 방지를 위한 도구/기기 사용 원칙이 잘 지켜지는지, 검사 중/검사 후 수검자의 상태 체크가 잘 이뤄지는지 등을 살펴본다.

안전위원회 활동도 있다. 김원호 원장을 필두로 안전위원회 소속 의사들이 매월 1회 검진센터 전체를 라운딩하면서 꼼꼼하게 현장을 살펴본다. 기구 및 장비의 소독·청결 상태, 수검자·직원·의료진의 동선 점검 등을 통해 질 좋은 의료서비스를 제공하려고 노력한다.

PART 2

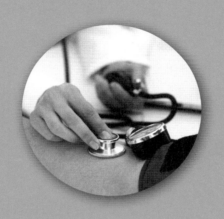

PART 2

치료보다
예방이 먼저다

내 몸에 경고등이 켜졌다
대사증후군 극복법

달달한 음식을 즐기시나요?

선주 씨(가명)는 주말에 친구들과 디저트 카페에 갔다. 개업한 지 오래되지 않았는데 SNS에 맛집으로 소문이 난 곳이었다. 이국적으로 꾸며진 카페를 바라보는 것만으로도 그동안 쌓였던 스트레스가 풀리면서 힐링이 되는 것 같았다.

선주 씨와 친구들은 생크림이 잔뜩 들어간 와플, 타르트, 조각 케이크, 시원한 생과일주스를 시켜서 인증사진을 남기고 즐겁게 수다를 떨었다. 선주 씨 일행이 음식을 먹는 사이 케이크류는 빠르게 소진돼 '솔드 아웃Sold Out' 메모가 매장 밖에 게시됐다.

친구들끼리 이야기를 나누면서 가끔 "이렇게 먹다가 살찌 겠다", "아빠가 당뇨병이어서 조심하긴 해야 하는데" 등등의 말이 잠깐 등장했지만 금세 사라졌다.

선주 씨는 얼마 전 받았던 건강검진에서 '대사증후군 직전 단계'라면서 주의해야 한다고 들었으나, 먹는 즐거움을 포기 할 생각이 없다. 좋아하는 친구들과 맛있는 음식을 먹으면 입 이 즐거울 뿐 아니라 너무나 행복했다. 자꾸만 늘어나는 뱃살 빼고는 크게 아픈 데도 없는 만큼 걱정할 필요가 없을 거란 생 각도 들었다.

SNS를 보면 맛집 탐방기를 쉽게 발견할 수 있다. 먹음직스 러운 비주얼을 자랑하는 음식들 사진 일색이다. 그런 사진을 보고 있자면 나도 꼭 그곳에 방문해야겠다는 마음을 먹게 된 다. 그렇게 해서 사진을 올리면 누군가 그걸 보고 또 그 맛집 을 찾아가 인증사진을 올린다. 누군가 한번 올린 사진이 다른 이들의 눈에 가닿으면서 계속해서 파도를 일으킨다.

이처럼 우리는 풍요로운 음식 문화를 즐기면서 살아가고 있다. 유명한 음식점마다 사람들로 북적댄다. 맛있는 음식을 즐기며 행복해하는 건 좋은데, 문제는 그 음식들이 대부분 한 쪽으로 치우쳐 있다는 것이다. 기름지거나 달달하거나 짭조 름하거나 맵거나 한 음식들이다. 중독성이 강한 맛에 칼로리가 높다. 이런 음식들로 즐거움을 맛본 사람들은 계속 같은 맛에 탐닉하게 된다. 자신의 몸에 어떤 현상이 일어나는지는 미처 알아채지 못한다.

건강검진을 해보면 2030에게서 대사증후군^{Metabolic Syndrome}이 급격하게 증가하고 있음이 확인된다. 많은 의사들이 대사증후군의 위험성을 경고하고 있다. 대사증후군이란 인체의 신진대사와 관련되어 여러 가지 질환이 동반돼 발생할 수 있는 몸 상태를 말한다. 때문에 대사증후군 진단을 받았거나, 대사증후군이 될 가능성이 높다(대사증후군으로 발전하는 단계에 있다)는 진단을 받았다면 주의가 필요하다.

대사증후군 진단을 받은 사람들이 생활습관과 식습관 개선을 적절하게 해 나가지 않으면 복부비만, 고혈압,* 이상지질혈증,** 지방간*** 등이 한꺼번에 나타난다. 모두 성인 만성질환을 유발하는 질환으로 꼽히는 것들이다.

그렇다면 대사증후군의 원인은 과연 무엇일까? 명확하게

---

* 심부전·협심증·심근경색 등의 심장 증세, 신부전·요독증 등의 신장 증세, 시력저하·뇌출혈·뇌졸중·혼수 등의 뇌신경 증상을 유발할 수 있다.

** 고중성지방혈증을 포괄하는 개념으로, 혈액 내 콜레스테롤 및 중성지방이 증가하는 증상. 혈액 내 지방 찌꺼기가 쌓이면 동맥경화·심근경색·협심증·말초동맥질환 등을 유발할 수 있다.

*** 과도한 음주 및 비만이 주 원인으로 발생. 드물게 여성호르몬이나 스테로이드가 포함된 약제를 장기 복용해 나타나는 경우도 있다.

발병 기전이 밝혀지진 못했으나, 몸에 들어오는 에너지(당, 지방)에 비해 사용되는 에너지가 적어서 남은 에너지가 몸 안에 쌓이면서 신체 대사에 문제를 일으키는 것으로 보고 있다.^{출처} : 누가 코끼리를 보았는가/이경률·성상엽 공저 위의 사례처럼 영양 균형을 맞추지 않은 식단, 과식과 폭식, 자극적 음식을 즐기는 습관, 운동 부족, 잦은 흡연과 음주 등이 신체 기능의 불균형을 만드는 원인들로 지목되고 있다.

"영양 균형을 맞추지 않은 식단, 과식과 폭식,
자극적 음식을 즐기는 습관...
신체 기능의 불균형을 만드는 원인이다."

대사증후군 발생 원인과 관련됐다고 추정되는 것 중에 인슐린 저항성(인슐린에 대한 인체 반응이 정상보다 감소된 상태)이 있다. 인슐린은 췌장에서 분비돼 혈당을 조절하는 역할을 하는 호르몬이다. 우리가 식사를 하면 소화작용에 의해 포도당 등의 영양소로 분해되고, 인슐린은 포도당을 혈액에서 세포로 보내서 에너지대사의 원료로 쓰일 수 있도록 해준다. 하지만 '어떤 요인'으로 인하여 우리 몸이 인슐린에 대한 반응이 둔해져서 같은 양의 인슐린이 분비돼도 혈액 속 포도당 수치가 잘 떨어지지 않게 된다. 이것이 인슐린 저항성이다.

"당류 중에 특히 조심해야 할 것은
단맛을 내기 위해 조리, 가공 중에 넣는 첨가당이다."

하나로 의료재단 '더 건강한 영양연구센터' 이영은 센터장은 "당류란 탄수화물(당질)의 일종으로 단당류(포도당·프럭토스·갈락토스 등)와 이당류(수크로스·말토스·락토스 등) 등 물에 녹아서 단맛이 나는 물질을 말한다"고 설명하였다.

"밥·빵·국수 등에 들어 있는 전분은 다당류로, 우리가 에너지를 얻기 위해 섭취하는 탄수화물에 속하며 당류와는 구분돼야 합니다. 당류 중에 특히 조심해야 할 것은 단맛을 내기 위해 조리·가공 중에 첨가하는 첨가당으로, 우유나 과일 중 자연적으로 들어 있는 락토스나 프럭토스(과당)와는 구분할 필요가 있습니다. 물론 전분이나 자연당도 너무 많이 섭취하면 칼로리 섭취가 증가하게 되므로 문제가 되겠지만요."

탄수화물은 에너지 섭취 차원에서 필요한 성분이다. 그런데 도정 등의 정제 과정을 거쳐 흰 쌀밥, 흰 밀가루로 만든 빵과 국수 등으로 먹게 되면 단백질·비타민·미네랄 등 다른 영양소가 제거된 상태라 영양 가치가 떨어질 뿐 아니라 식이섬유가 제거돼 몸에 들어갔을 때 소화흡수가 빨라져 우리 몸의 혈당 수치를 빠르게 높이고 인슐린 분비를 촉진한다.

반면에 가공 과정을 거치지 않아서 식이섬유 함량이 높은 비정제 탄수화물은 체내에 들어가면 소화흡수가 천천히 진행된다. 잡곡, 달지 않은 과일, 껍질째 먹는 감자와 고구마 등이 이에 속한다.

우리가 계속해서 과식하면, 포도당이 혈액 속에 남아돌게 된다. 특히 정제 탄수화물에 해당하는 당류 음식을 많이 먹으면 혈당 수치가 더 빠르게 높아진다. 이 센터장은 "혈당지수가 높은 음식이나 당류가 많이 함유된 식품을 즐겨 먹는 식습관은 식후 혈당이 급격하게 치솟는 혈당 스파이크를 가져온다"고 지적했다.

혈당 수치가 너무 높아지면 우리 몸은 정상적으로 에너지 생산에 이용하고 남아도는 혈당을 지방세포로 보내서 지방으로 축적한다. 지방이 정상치 이상으로 과도하게 몸에 축적되는 상태인 비만이 되는 것이다. 또한 혈액이 탁해져 우리 몸에 있는 70조 개의 세포들이 영양소 공급을 제대로 받지 못하게 되고 불필요한 노폐물이 체내에 축적되고 염증이 지속적으로 유발되고 장기에 퇴행과 사멸, 돌연변이 등을 일으킨다. 출처: 누가 코끼리를 보았는가/이경률·성상엽 공저 그 결과 심뇌혈관 질환, 제2형 당뇨병, 만성염증, 면역 불균형, 암, 자가면역질환, 자가염증질환, 간경화, 다낭성 난소증후군, 발기부전, 전립선 질환, 골다공증, 편두통, 우울증, 건선, 치주염, 폐기능 장애 등을 유발할 수 있다.

흔히 비만이라고 하면, 단지 몸이 뚱뚱해져서 활동하기에 불편하거나 보기에 좋지 않은 것만 생각하기 쉽다. 그러나 비만은 지금까지 설명한 대사장애로 인하여 유발되는 것이므로, 다수의 만성질환 발생과 밀접한 연관이 있다. 그래서 비만 진단을 받으면 예뻐지기 위해서가 아니라 건강해지기 위해서 체중 조절을 해야 한다.

각종 만성질환의 원인, 대사증후군

대사증후군의 진단 기준이 여러 가지인데, 대개 아래의 내용 중에서 세 가지 이상에 해당되면 대사증후군이라고 진단한다.

대사증후군의 진단기준(국민건강보험공단)

- 복부비만 : 허리둘레가 남자 90cm 이상, 여자 85cm 이상
- 높은 혈압 : 수축기 혈압 130mmHg 또는 이완기 혈압이 85mmHg 이상인 경우
- 높은 혈당 : 공복혈당 100mg/dL 이상
- 높은 중성지방혈증 : 중성지방(트리글리세라이드) 150mg/dL 이상
- 낮은 HDL 콜레스테롤혈증 : HDL 콜레스테롤이 남자 40mg/dL 미만, 여자 50mg/dL 미만

국민건강보험공단에서 발행한 《2021년 건강검진 통계연보》에 따르면 건강검진을 받은 사람 중 21.3%가 대사증후군이고, 69.6%가 대사증후군의 위험요인 중 한 가지 이상을 갖고 있었다. 대사증후군 진단기준별로 보면 복부비만 25.7%, 높은 혈압 44.6%, 높은 혈당 41.6%, 고중성지방혈증 17.9%, 낮은 HDL 콜레스테롤혈증 15.1%로 나타났다.

2021년도에 시행된 국민건강영양조사 결과(2021 국민건강통계)에 따르면 만19세 이상 성인에서 만성질환의 유병률은 비만 37.2%, 고혈압 28.1%, 당뇨병 13.6%, 고콜레스테롤혈증 25.4%였다. 출처 : 대사증후군/질병관리청 국가건강정보포털

한기옥 교수(내과 전문의)는 "일반인들은 복부비만·고혈압·이상지질혈증·지방간 등을 각각 인식하기 쉬우나, 의학적으로 보면 발생 원인이 서로 연결돼 있어 복합적으로 나타나는 것"이라고 설명하였다. 그래서 이런 질환 및 증상을 모두 고려하여 치료계획을 세우게 된다.

엄춘식 센터장(가정의학과 전문의)은 고혈압·이상지질혈증·지방간의 발생 원인으로 유전적 영향, 흡연 및 음주, 노화 등과 함께 식사습관의 문제점을 지적하였다.

"세 질환 모두 약물적 요법과 비약물적 요법을 시행하여 치료합니다. 여기서 비약물적 요법이란 체중 조절·식사 교정·행동 수정·금주 및 금연·규칙적 운동 등을 말하는데, 식습

관 교정과 운동이 가장 효과적인 치료법이라고 해도 과언이
아닙니다.”

대사증후군은 ‘증후군’이라는 단어 때문에 병disease이 아니
라고 생각해 심각성을 간과하는 사람들이 의외로 많다. 그러
나 증후군syndrom은 같은 사람에게 일어나기 쉬운 병적 징후들
을 총합해서 부르는 표현으로, 질환 진단에 도움이 되는 특징
적 징후들이 다수 존재한다는 뜻이지 병이 아니라거나 가벼
운 증상이란 의미가 아니라는 점을 기억해야 한다. 대사증후
군을 간과했다가 다른 질환이 유발되면 이를 고치는 데에는
훨씬 더 많은 시간과 노력이 필요하다.

“대사증후군 징후가 보일 때 적극적으로 치료를 받아서
더 심각한 질환으로 발전하는 걸 예방해야 한다.”

대사증후군 진단이 나왔을 때 적극적으로 치료해야 하는
이유는 위에서 설명한 것처럼 복부비만·고혈압·이상지질혈
증·지방간 등의 질환이 공존하는 경우가 많은 데다, 이로 인
하여 각종 난치성 만성질환이 발생할 위험이 높아지기 때문
이다. 가장 심각한 건 심혈관질환이나 제2형 당뇨병 유발이
다. 한봉희 원장(내과 전문의)은 “WHO에 따르면 심혈관질환은
전 세계 사망원인 1위 질환으로서 치명률이 있는 만큼 원인을

찾아 적극적으로 치료받는 게 중요하다"고 강조하였다.

"사실 뇌혈관질환과 심혈관질환은 원인이 같다고 볼 수 있어요. 모두 혈관에 병이 생긴 것이고, 대사증후군이 주요 원인입니다. 대사증후군을 출발점으로 해서 뇌혈관에 문제가 생기는 쪽으로 발전하는가, 심장혈관에 문제가 생기는 쪽으로 발전하는가의 차이일 뿐이죠. 대사증후군은 물론 유전적 성향도 있지만 잘못된 식습관, 흡연과 음주, 비만, 운동 부족 등의 영향이 정말 크지요."

한봉희 원장은 젊은 사람들에게 나타나는 대사증후군도 문제지만, 노년기에 대사증후군으로 인한 심혈관질환 발생은 위험성이 더 크다고 하였다.

"노년기에 나타나는 대표적 심혈관질환은 협심증, 부정맥, 심판막증이 있습니다. 특히 심방세동이라는 부정맥은 노인들한테 특별히 많아요. 협심증도 노인들에게 많기는 하지만 근래 들어서 우리나라에 40세 이상 협심증 환자가 많아졌습니다. 제 주변에서도 그렇고, 건강검진을 진행해 보면 협심증 환자들이 많이 발견됩니다."

협심증에서 좀 더 발전하면 심근경색이 된다. 협심증은 혈관이 덜 막히고 심근경색은 완전히 막혔다는 차이가 있다. 심근경색이 발생하면 사망할 확률이 높아지게 된다. 한 원장은 대사증후군 징후가 보일 때 적극적으로 치료를 받아서 더 심각한 질환으로 발전하는 걸 예방해야 한다고 당부하였다.

한국인의 당뇨병, 서양과 다르다

　잘못된 식습관과 생활습관, 운동 부족 등으로 인해 인슐린 저항성이 높아지면 체내에서 인슐린이 과다 분비되어 고인슐린혈증을 동반하게 되고 제2형 당뇨병으로 발전하게 된다.

　한기옥 교수는 "제2당뇨병은 우리 몸의 인슐린 저항성이 커지면서 체내 인슐린 생성이나 작용이 원활하게 이뤄지지 않는 질환"이라고 설명하였다. 당뇨병은 체내 혈당이 높은 질환으로 1형과 2형으로 나뉜다. 1형 당뇨병은 췌장의 베타세포가 파괴돼 체내에서 인슐린 분비가 적절하게 이뤄지지 않는 질환으로 대개 유년기나 사춘기 무렵 발생하는데, 인슐린을 인위적으로 체내에 넣어 주는 치료를 받아야 한다. 제2형의 경우 환경적·생활습관적 요인이 주목받고 있으며, 유전적 성향이 있으나 절대적이지는 않다. 약물치료와 함께 생활습관 개선과 식사 조절, 운동을 통해 혈당을 적절하게 조절하는 치료법을 쓴다.

　한 교수는 대사증후군이 발견된 사람들에게 공통적인 특성이 있다고 했다. 과식과 폭식을 즐기는 식습관, 야근을 많이 하고 업무 스트레스가 높은 것, 운동 부족, 흡연과 음주 등이다. 역류성 식도염도 흔하게 동반된다.

"생활습관과 식습관은 오랜 시간에 걸쳐서 만들어지는 것이라 이걸 교정하는 게 쉽지는 않습니다. 그래서 환자들이 내원할 때마다 습관을 얼마나 바꿨는지를 모니터링하고 있어요."

또한 한기옥 교수는 "한국인의 당뇨병과 서양인의 당뇨병은 중요한 차이가 있다"고 했다.

"서구권 국가들의 당뇨병 환자들은 건물 복도를 꽉 채워서 어둡게 만들 정도로 상당히 뚱뚱한 경우가 많습니다. 그런데 우리나라 당뇨병 환자들은 그렇지 않아요. 대부분 몸매가 날씬한 편입니다."

당뇨병 환자라고 하면 비만이 주요 원인으로서 뚱뚱한 체격을 떠올리게 된다. 그러나 전혀 그렇지 않은데도 당뇨 진단을 받은 환자들이 많다는 것. 왜 그럴까?

"한국인이 서양인에 비해 인슐린 분비 능력 떨어진다."

한국인 당뇨병 환자와 서양 당뇨병 환자들이 임상적으로 차이가 있다는 건 의학계에서 잘 알려진 사실이다. 한국의 인슐린 비의존형 당뇨병(제2형 당뇨병) 환자는 서양인과 달리 인슐린 분비능의 저하가 조기부터 관찰된다. 한국인이 서양인에 비해 인슐린 분비 능력이 떨어져서 가벼운 인슐린 저항성을 극복하지 못하고 당뇨병이 발생한다는 것이다. 많은 연구 결과들에서 한국인 당뇨병 환자들의 인슐린 분비능 저하가 관찰되었으며, 근래 들어 한 연구에서는 한국인이 서양인에 비해 췌장의 크기가 작아서 인슐린 분비 능력이 상대적으로 떨어지고, 췌장 내 침착된 지방이 췌장 기능을 약화시켜 혈당 조절을 어렵게 해 당뇨병이 좀 더 쉽게 발생한다는 결과가 나오기도 했다. 출처 : 분당서울대학교병원 내분비내과 임수 교수팀 연구/Diabetes, Obesity and Metabolism/2018

한 교수는 "서양인은 정말로 많이 먹어서 비만이 됐을 때 당뇨병에 걸리게 되지만, 한국인들은 그들보다 조금 먹었는데도 당뇨병에 걸릴 수 있다"면서 식습관 조절과 운동에 훨씬 더 신경을 써야 한다고 강조했다.

백번 검진보다 생활습관 개선이 더 중요하다

황진만 씨(가명)는 2년에 한 번씩 대장 내시경을 꼬박꼬박 받으려고 노력한다. 사업상 저녁에 고객들을 만날 때가 많은데, 그의 걱정은 삼겹살에 맥주를 먹을 때마다 다음 날 설사를 한다는 것. 그러고 나면 기운이 쭉 빠져서 하루 일과를 보내기가 버겁다. 그는 잦은 설사가 혹시 대장에 문제가 생겨서 그런 건 아닌지 염려가 되어 자꾸만 대장 내시경을 받고 있었다.

의사로부터 용종이 발견되지 않고 가족력도 없으니 2년마다 받을 필요가 없다는 말을 들어도 꼭 받게 해달라고 부탁을 했다. 검사를 받은 후 아무 이상이 없다는 소리를 들어야 비로소 마음이 놓였다.

이처럼 우리는 때때로 나타나는 건강 이상 증세로 인해 긴장한다. 그러나 이런 이상 증세들의 태반은 잘못된 생활습관과 식습관 때문일 때가 많다. 위의 사례 역시 삼겹살에 맥주를 즐겨 하는 식습관이 문제인 것. 특정한 음식을 먹을 때마다 다음 날 설사를 한다면 몸에서 잘 받아들이지 못한다는 걸 호소하는 것이나 다름이 없다. 그런데도 계속 고집스럽게 같은 식습관을 반복하는 게 문제인 것이다.

우리나라 사람들은 건강에 관심이 많지만 의외로 전문가들의 안내를 잘 따르지 않는 편이다. 아파서 병원에 가서 약을 타 와도 처방대로 따르지 않고 골라 먹거나 금세 복용을 그만둬 버리기도 한다. 의사들이 환자의 증상과 체질, 질환의 특징, 의약품 특성을 고려해서 처방하는데도 불신하기 때문이다. 생활습관과 식습관을 개선하라는 권고를 받아도 그때뿐이다. 잠시 잠깐 노력해 보다가 어느새 본래 자리로 돌아가 버린다. 그러다가 이상 증세가 나타나면 놀라서 병원으로 달려가 이것저것 검사를 받는다.

검진을 100번 받는다고 질환이 생기는 걸 방지할 수 있는 건 아니다. 그보다는 우리 몸에서 나타나는 현상에 주의를 기울여서, 좋지 않다고 판단되는 생활습관과 식습관을 적극적으로 개선하려는 노력이 훨씬 더 중요하다. 대사증후군은 생활습관·식습관과 관련된 대표적인 질환인 만큼 적극적인 개선 노력이 필수적이다.

이영은 센터장은 굶거나 극단적인 다이어트보다 칼로리를 서서히 감량하는 다이어트 방법을 추천했다. 아울러 금연 및 절주, 규칙적인 운동 습관을 가질 것을 권했다.

대사증후군 개선을 위한 식생활 개선법

• 칼로리 섭취량 조절
무작정 굶는 다이어트보다 자신의 에너지 필요량보다 하루 500kcal 정도 적게 섭취하는 방법이 좋다. 칼로리를 서서히 줄이는 방법으로 일주일에 0.5~1kg씩 서서히 감량한다. 이렇게 하면 6개월 정도 기간 동안 복부지방 및 체중을 최대 10% 정도를 감량할 수 있다.

• 혈당지수(GI)가 높은 음식 자제
흰 쌀밥이나 밀가루보다는 식이섬유가 풍부한 현미 · 콩류 · 잡곡류를 먹고,

식이섬유가 풍부한 채소 · 버섯 · 미역(해조류)을 많이 먹도록 한다.

• 염도 조절

지나치게 짠맛 음식을 즐겼다면 염도를 낮추도록 한다. 덜 짜게 먹으면 식사량을 줄이기 쉬우며, 혈압을 떨어뜨리는 효과가 있다.

대사증후군 개선을 위한 생활습관 개선법

• 금연

흡연은 인슐린 저항성을 증가시키고, 혈관을 수축시키고, 혈전을 생성하여, 동맥경화와 죽상경화증의 발병 가능성을 높이므로 금연하도록 한다.

• 절주

음주는 복부지방 축적의 위험인자이므로 적정 수준 이상의 음주는 삼가는 것이 좋다. 적정 수준의 음주 기준은 하루에 남자는 2잔, 여자는 1잔 정도이다. 1잔의 용량은 술의 종류(알코올 함량)에 따라 달라지며, 일반적으로 술을 마시는 1잔 크기로 보면 된다. 소주(17~20% 알코올 함량)는 50mL, 맥주(5% 알코올 함량)는 200mL, 위스키(40% 알코올 함량)는 25mL, 청주 · 포도주(12% 알코올 함량)는 80mL이다.

• 충분한 수면

충분한 수면을 취해 스트레스를 줄인다. 스트레스는 혈중 코르티솔(급성 스트레스에 반응해 분비되는 스테로이드 호르몬)을 증가시켜 혈당을 높이고 인슐린 분비를 촉진한다.

• 꾸준한 운동

운동은 체중 감량을 목표로 하기보다는 체지방 감소와 근육량 유지 및 증가로 설정해야 한다. 지속적으로 꾸준히 하는 것이 중요하다. 걷기, 자전거 타기, 수영, 가벼운 등산 등의 유산소 운동을 하루 30~60분씩 일주일에 최소 3회 이상(일주일 150분 이상) 하며, 매일 규칙적으로 하면 더 좋다. 신체 각 부위별 근력 운동을 일주일에 2회 정도 실시하고, 각 부위별 근력 운동을 1세트당 8~12회 반복하길 권한다. 윗몸일으키기 · 팔굽혀펴기 · 계단 오르기 등의 체중 부하 운동, 덤벨이나 탄력밴드 등을 사용하는 기구 운동 등이 근력 운동에 해당한다.

대사증후군 예방 및 치료를 위해서는 건강검진 결과를 활용하는 게 중요하다. 검진 결과에는 혈색소·공복혈당·총콜레스테롤·HDL콜레스테롤(좋은 콜레스테롤이라고 불리는 고밀도 콜레스테롤. 그러나 HDL도 100 이상 넘어가면 골다공증 위험이 있어 좋지 않다)·트리글리세라이드·LDL콜레스테롤(나쁜 콜레스테롤이라고 불리는 저밀도 콜레스테롤) 등 수치가 표기된 혈액검사 결과, 혈압 수치, 비만도 등 내 몸에 대한 자세한 정보가 나와 있다. 결과를 눈으로 쓱 보기만 할 뿐 재작년에는 어땠는지 꼼꼼히 비교해 보지 않거나, 나쁜 방향으로 나아가고 있어도 관리하지 않으면 아무 소용이 없다. 추가적인 진료를 통하여 어떻게 관리해야 할지, 관리 결과는 어떠할지 등등의 상담이나 피드백을 받아야 한다.

의료계의 새로운 패러다임은 의료서비스를 치료보다 예방에 초점을 두고 있으며 건강 관리를 잘해서 '액티브 시니어'로서 백세 건강을 맞이하는 것이다. 의료기관들은 이를 위한 준비를 차근차근 해 나가고 있다. 하나로 의료재단 역시 건강검진의 전문성을 강화하고, 검진 후 전문 영양 상담을 통해 건강 상태를 개선하고 삶의 질을 제고하는 차원까지 끌어올리고자 노력하고 있다. 문제는 개개인의 노력이다. 검진 결과의 적극적 활용, 생활습관과 식습관의 꾸준한 개선을 해내는 데에는 개인의 노력이 필수이다.

'약간 안 좋았던 몸 상태'가 점점 악화되어 병으로 발전한 후에야 발견하면 이걸 제자리로 돌리는 데 더 많은 고생을 해야 한다. 소를 잃고서야 외양간을 고치지 말고 잃기 전에 고치는 게 훨씬 현명하다. 대사증후군은 우리 몸이 대반란을 일으키기 전 마지막으로 알려 주는 경고등이라는 점을 기억하자.

대사증후군 극복 사례 1
-40대 남성

　바쁜 회사 생활로 피로와 스트레스가 쌓이고 그걸 해소하기 위해 잦은 음주를 했다. 운동은 당연히 하지 않았고 과식, 폭식도 일상이었다. 검진 결과에서 적신호가 켜진 걸 확인하고 5개월간 대사증후군 극복 프로그램에 착수하였다.

　맞벌이 생활로 주중엔 바쁘기에 주말에 시간을 내어 과일과 채소를 사서 소분해 두고 주중에 아침저녁으로 꾸준히 섭취하였다. 또한 '하루 만 보 걷기'란 운동 목표를 세우고 최소 하루 40분 정도의 운동을 했다. 5개월간 꾸준히 이어 간 덕분에 대사증후군에서 탈출할 수 있었다.

검사항목	Before		After		비고
	측정 결과	이상 유무	측정 결과	이상 유무	
허리둘레	88	정상	81	정상	남자 90cm, 여자 85cm 이상
혈압	138/81	이상	115/65	정상	130/85mmHg 이상
HDL -콜레스테롤	37	이상	44	정상	남자 40mg/dL, 여자 50mg/dL 미만
중성지방	290	이상	191	이상	150mg/dL 이상
공복혈당	89	정상	86	정상	100mg/dL 이상

대사증후군 극복 사례 2
-30대 남성

　결혼 전 건강검진을 받고 '몸이 이렇게 안 좋은 상황이었구나!'라고 충격을 받을 만큼 허리둘레, 고중성지방혈증, 고밀도지단백 콜레스테롤, 공복혈당, 고혈압 모두 정상 기준치에 아슬아슬하거나 정상 기준치를 넘어섰다. 평일에 바쁘게 일하고 저녁에는 스트레스를 풀겠다고 음주를 했으며, 주말에는 피곤하다며 집에서 잠만 자던 결과가 아니었나 하는 생각이 들었다.

　그러다 아내 될 사람의 권유로 대사증후군 극복 프로젝트에 착수해 꾸준히 건강 관리를 하기 시작했다. 식단을 조절하고 헬스장에 등록해 운동하였으며 몸에 좋은 견과류, 단백질 보충제, 해독주스, 비타민제 섭취도 병행하였다. 그렇게 꾸준히 관리한 결과 대사증후군 위험에서 벗어날 수 있었다.

운동 방법

- 운동 시간 : 새벽 운동(오전 6:00~7:20)
　　　　　　　저녁 운동(오후 8:00~10:30)
- 방법 : 요일별로 복근, 유산소, 가슴, 등 운동을 나눠서 시작

식사 요법

- 아침 : 운동한 날 – 단백질 보충제, 사과
  운동 못 한 날 – 현미 잡곡밥 식단 또는 해독주스
- 점심 : 운동한 날 – 일반식
  운동 못 한 날 – 닭가슴살 채소 샐러드, 플레인 요거트
- 저녁 : 운동한 날 – 단백질 보충제
  운동 못 한 날 – 고구마, 삶은 계란

생활속 습관 변화

- 점심식사 후 30분 걷기
- 음식 먹을 때 천천히 꼭꼭 씹어 먹기
- 하루에 물 2L 이상 마시기
- 튀긴 음식보다 데친 음식 먹기
- 버스 두 정거장 거리는 걷기
- 커피나 음료 자주 마시지 않기
- 음주 피하기
- 계단 이용하기
- 하루에 1시간 이상 운동하기
- 아침, 저녁 몸무게 재기
- 인스턴트 음식 피하기
- 음식 짜게 먹지 않기
- 충분한(7시간) 수면 취하기

건강하게 나이 들어 가는 최적의 무기
노년기 운동법

신경 쓰는 만큼 좋아진다

60대 중반의 조갑희 씨(가명)와 강말금 씨(가명)는 30년 넘게 인연을 유지해 온 친구 사이이다. 자녀들을 다 키워 독립시키고 여유로운 삶을 살고 있다. 두 사람은 50대부터 1년에 한 번씩 함께 여행을 떠난다. 물 좋고 산 좋은 곳에 가서 바람을 쐬고 오면 새로운 활력이 채워진다.

그런데 언제부터인가 갑희 씨는 말금 씨의 건강이 걱정되기 시작했다. 여행지에서 조금만 걸어도 숨이 차서 헐떡대다가 나중엔 호텔 방 밖을 잘 나가려 하지 않았다. 매번 움직이길 힘들어하며 잦은 심부름을 부탁하는 걸 보면서 말금 씨의 체력이 나빠졌다는 걸 느낄 수 있었다.

갑희 씨는 빠르게 걷기와 스트레칭을 꾸준히 한다. 나이 듦을 실감하지만 여느 동년배보다 체력이 좋은 편이다. 갑희 씨는 자기 경험을 이야기하면서 친구에게 규칙적인 운동을 할 것을 권유했다. 그러나 말금 씨는 "이제 와서 무슨 운동이냐"면서 만사가 귀찮다는 반응이었다.

운동의 중요성은 모르는 이가 없고, 두말할 필요도 없다. 건강하게 살고 싶다면 운동해야 한다. 질병에 걸리지 않고 신체·정신 기능을 유지하면서 활발하게 사회활동을 하려면 운동은 필수이다. 하나로 의료재단 한봉희 원장(내과 전문의)은 이렇게 설명하였다.

"운동하면 각종 만성질환이 예방되고 노화에 따르는 생리적 퇴화 현상을 어느 정도 막을 수 있습니다. 심리나 정신적으로도 좋은 영향을 미쳐서 사회활동 능력을 좋아지게 만듭니다. 또한 이미 질병에 걸린 사람도 운동을 통해 질병 악화를 막고, 기능 저하를 늦출 수 있지요."

운동에 신경 쓰는 만큼 건강을 포함해 모든 것이 좋아진다는 것이다. 이는 노년층도 마찬가지인데, 어찌 보면 중요성이 더욱 크다고 볼 수 있다. 왜냐하면 위의 사례처럼 운동을 꾸준히 한 사람과 그렇지 않은 사람의 체력 차이는 노년층일 때 더

도드라지게 나타나기 때문이다. 왜일까?

　사람은 노년기에 접어들면 노화 때문에 전반적 신체 기능이 떨어진다. 노화는 유전적 요인, 생활습관, 질병 유무 등 여러 요인에 의해 결정된다. 사람이 나이를 먹으면 순환 기능, 호흡 능력, 뇌 및 신경 기능, 내분비 및 대사 기능, 소화 기능, 근골격계 등 전방위적으로 신체 변화가 진행된다. 이로 인해 운동 능력도 감퇴하는데, 절반은 노화 자체에 의한 것이지만 나머지 반은 운동 부족이 원인이다. 따라서 운동과 신체활동은 노화 방지에 매우 중요한 역할을 한다.

노화에 따른 신체 변화와 운동

• 심혈관 기능

최대 산소 섭취량은 25세 이후 10년당 5~10%씩 감소한다. 최대 심박수도 10년당 6~10(회/분)씩 감소한다. 심박출량도 80세는 30세에 비해 30% 정도 떨어진다. 폐활량도 50% 감소한다.

• 근력

노화에 따라 근력이 감소하는데, 일반적으로 50대와 60대에는 10년당 15%씩, 그 이후에는 30%씩 감소한다. 불충분한 단백질 섭취가 근력 소실의 중요한 원인인데, 보통 하루에 체중 kg당 1~1.25g의 단백질 섭취가 요구된다. 근육이 감소하면 기초 대사량도 감소하므로 그만큼 열량 섭취를 줄여야 지방 축적이 덜 된다. 근육이 감소하면 골밀도, 인슐린 감수성, 유산소 운동 능력 감소가 오게 되므로, 근력 유지 또는 증대는 기능적으로 독립된 생활을 하고 만성질병을 예방하는 데 중요하다. 근력이 강화되면 관절병이나 디스크의 예방에도 도움이 된다.

• 균형감각

일상생활 및 운동을 하려면 기본적으로 필요한 것이 균형감각이다. 운동을 하면 균형감각이 유지되어 낙상을 예방할 수 있다. 만약 골다공증인 사람이 낙상하거나 고관절 골절로 거동을 못 하게 되면 2년 내 사망할 위험률이 크게 증가한다.

• 유연성

유연성은 남자의 경우 20대 중반, 여자는 20대 말에 최고에 도달하고 그 후 점차 감소하는데, 운동을 하면 근육과 결체조직 기능이 향상되고 관절 통증이 감소하며 근육 동원 능력이 좋아지게 된다.

• 인지력

노화에 따라 인지 기능이 감소하는데, 운동하면 인지 기능 감소를 더디게 하고 예방할 수 있다. 유산소 운동에 의해 심혈관 기능이 향상되면 뇌의 저산소증이 예방되어 인지 기능에 좋은 영향을 미칠 수 있다.

• 호르몬 변화

노화에 따라 성장호르몬 · 테스토스테론 · 에스트로겐 등 각종 호르몬이 감소하는데, 운동을 하면 성장호르몬의 분비가 증가한다. 성장호르몬은 모든 세포의 대사 과정을 자극하여 조직을 생성하고 손상된 조직 복구에 도움이 된다. 또한 단백질 합성을 자극하고 지방질을 분해한다.

노년기 운동, 열심히만 하면 될까

"운동을 열심히 하면 무조건 건강에 좋을 줄 알았죠. 그런데……."

60대 중반의 임영희 씨(가명)는 운동에 열심이다. 50대 후반 갑상선암 초기 진단을 받았다가 완쾌됐는데 이때를 계기로 운동에 빠지게 되었다. 웨이트 트레이닝은 기본이고 걷기와 달리기를 즐겨 한다. 아파트 7층에 위치한 집을 출입할 때는 항상 엘리베이터가 아닌 계단을 이용한다. 다리가 아파도 마음이 뿌듯해서 점점 욕심을 내게 되었다.

최근 들어 영희 씨의 왼쪽 엉덩이에 통증이 생겼다. 운동을 열심히 하면 좋아질 줄 알고 평소처럼 했는데 통증은 더욱 심해지기만 했다. 허리에까지 찌르르 하는 통증이 느껴지더니 왼쪽 다리 전체로 번지면서 걷기가 힘들어졌다. 결국 정형외과를 찾아가 진료 및 검사를 받았는데, 허리 디스크와 무릎 연골 손상 진단이 나왔다. 정형외과 전문의는 영희 씨에게 매일 서너 차례 7층까지 계단을 오르내렸던 게 무리를 준 것 같다고 지적하였고, 치료를 마칠 때까지 운동을 중단하고 다 나은 후 천천히 걷기부터 시작할 것을 권했다. 운동을 열심히 하면 뼈와 근육이 강화될 줄 알았던 영희 씨는 그만 풀이 죽었다. 진작 병원에 와서 의사와 운동법을 상의하면 좋았을 거란 생각이 들었다.

한봉희 원장은 노년기 운동의 필요성을 인정하면서도 지나치게 맹신해서는 안 된다고 당부했다.

"나이가 들면 노화로 인해 근육량이 감소하게 됩니다. 그 상황에서 지나치게 과도한 운동은 오히려 독이 될 수 있습니다. 운동할 때는 내 몸의 근육량, 뼈 상태 등에 맞는 운동법을 선택해야 합니다."

노년기 운동은 분명 필요하지만 운동법 선택은 주의해야 할 필요가 있다. 위의 사례처럼 의욕이 앞서 자기 몸에 맞지 않은 운동법을 선택하면 오히려 역효과를 부를 수 있다. 만약 근감소증이나 골다공증이 있는데 그 사실을 모르고 강도 높은 운동을 지속하면 근육과 뼈에 심각한 타격을 줄 수 있다.

근감소증이란 보통의 노화 현상을 넘어 비정상적으로 근육량이 줄어들고 근력이 저하되는 질환을 말한다. 당사자가 인지하지 못하는 새 진행되었다가 사고가 발생하면서 나중에 알게 되는 경우가 많다. 근감소증이 있는 사람은 남들보다 쉽게 뼈나 근육이 손상당하고, 손상 후 회복되기가 굉장히 어렵다. 근감소증은 골다공증·퇴행성 척추장애와 같은 퇴행성 질환, 비만과 당뇨 등 성인질환, 낙상이나 골절 등이 2차적으로 유발될 수 있어 주의가 필요하다.

"50세 이상 남녀 5명 중 1명은 골다공증에 해당한다.
특히 여성에게서 더 많이 발견된다."

골다공증은 골밀도가 낮아져 부서지기 쉬운 상태가 되는 질환이다. 이 역시 근감소증과 마찬가지로 '소리 없이' 진행된다는 게 특징이다. 그래서 상태가 악화돼 사고가 발생한 후에야 알게 되는 경우가 많다.

우리나라에 골다공증 환자는 의외로 흔하다. 대한골대사학회에 따르면 국내 50세 이상 남녀 5명 중 1명은 골다공증에 해당한다고 하는데, 특히 여성에게서 더 많이 발견된다. 골다공증은 골밀도 'T-score'를 통해 진단하는데, T 값이 -2.5보다 낮으면 골다공증으로 진단된다. 이렇게 골밀도가 떨어진 상태에서 강도 높은 운동을 하면 뼈가 골절되기 쉽다. 골절돼 거동을 못 하게 되면 전반적인 신체 대사 기능이 떨어져 건강이 악화될 수 있다. 엉덩이 관절이 골절되었을 때 1년 내 사망률이 15.6%에 이른다는 연구 결과도 있다.

노년기에는 근감소증이나 골다공증이 발생할 확률이 높은 만큼, 운동을 하기 전 근육이나 뼈의 상태를 알아보고 그에 맞는 운동법을 찾는 게 바람직하다. 지병이 있거나 과거 질환을 앓은 경험이 있는 경우에도 반드시 전문가와 상의하여 적절한 운동법을 찾아야 한다. 노인은 여러 만성질환을 동시에 가지고 있는 경우가 많아서 여러 가지 약을 먹게 되는데 약물에 따라 운동에 주의를 요한다.

예컨대 협심증 약 중 니트로글리세린을 복용하는 경우 약물 복용과 운동 간격을 벌려야 한다. 복용 직후 운동을 하면 저혈압이 생길 수 있기 때문이다. 당뇨 약을 쓰는 경우는 저혈당을 예방하기 위해 용량을 줄여야 하고 인슐린을 복부에 주사하는 경우라면 운동할 때 흡수가 빨리 되므로 저혈당이 오지 않도록 주의를 기울여야 한다. 고혈압 약 중 베타차단제를 복용하면 심박수가 낮아지므로 심장 수축력이 저하되어 운동 능력을 감소시킬 수 있다.

넘치는 의욕대로 다 하겠다고 욕심을 부리면 예상치 못한 문제가 발생할 수 있다. 건강하기 위해 시작한 운동이 더 큰 화를 부르지 않으려면 나에게 맞는 운동법을 찾는 게 무엇보다 선행되어야 한다. 운동을 처음 시작하려는 단계라면 건강검진을 통해 만성질환, 심혈관계 질환, 호흡기계 질환, 근골격계 질환의 여부를 알아본 다음에 전문의로부터 알맞은 운동법을 추천받는 게 가장 바람직하다.

걷기만 해도 면역력이 2배 증가

운동의 종류로는 유산소 운동, 근력 운동, 유연성 운동, 균형감각 향상 운동 등이 있다. 여기서 소개하는 운동은 노년층뿐 아니라 모든 연령대에 해당한다. 이 중에서 내 건강 상태에 맞고 좋아하는 운동을 골라 지속적으로 하면 된다.

운동 강도는 어떻게 정하는 게 좋을까? 개인의 심폐기능에 맞추어 실시하는 것이 원칙이다. 일반적으로 60대 이상 노령층에서는 최대 산소 섭취량(VO₂ max, 러닝머신이나 자전거 에르고미터를 이용해 측정한다)의 50~60% 강도로 운동하기를 권한다. 질병이 있는 사람이 운동을 처음 시작할 때는 최대 산소 섭취량의 30~40%의 운동 강도로 시작한다.

그런데 VO₂ max 측정은 전문적인 장비를 이용해야 가능하므로(스마트워치에서도 측정 가능하나 정확도는 떨어진다) 일반인들에게 쉬운 방법은 최대 심박수를 이용해 운동 강도를 정하는 것이다. 최대 심박수는 '220-나이'로 계산하여, 맥박을 최대 심박수의 80% 이하가 되도록 하면 좋다. 예를 들어 64세라면 최대 심박수가 156회/분이므로 맥박을 124회/분 이하가 되도록 운동하면 좋다.

그러나 주관적 인지도(힘든 정도)가 오히려 운동 강도를 가늠하는 좋은 지표가 될 수 있다. 운동하지 않을 때를 0%로, 최대로 힘들게 운동하는 것을 100%로 했을 때, 일반적으로 노인에서는 50~70% 정도의 운동이 좋겠다. 운동 강도는 점진적으로 70%까지 증가시킬 수 있다.

노년기 운동은 1회당 시간은 20~60분이 적절하다. 가벼운 운동을 할 때는 30~45분, 중등도 강도에서는 20~30분, 고강도 운동을 할 때는 15~20분 정도로도 효과가 있다. 최소한 주 5회, 1회당 40분 이상 걷기만 해도 면역력이 2배 증가하므로 많이 걷는 게 좋다.

노인들은 생리적 기능의 저하에 비해서 정신력과 지구력이 강하여 무리하게 장시간 운동할 가능성이 있으므로 주의해야 한다. 운동을 지나치게 하면 오히려 근육 손상이나 면역력 저하가 올 수 있다. 체력이 약하거나 질병이 있는 경우 하루 수 분씩 수차례로 나누어 할 수 있고, 준비운동과 정리운동 시간을 길게 설정하도록 한다.

(노년기) 운동의 종류

• 유산소 운동
유산소 운동은 심폐기능을 강화하고 성인병 예방 및 치료 효과가 있다. 특히 60~70대가 6개월간 유산소 운동을 하면 최대 산소 섭취량이 30% 증가한다. 9~12개월간 도보, 달리기를 주 4회 45분 실시하면 유산소 운동 능력이 24% 증가할 수 있다. 걷기, 자전거 타기, 수영 중 걷기가 심장 부하가 적다. 관절염이 있는 사람에게는 걷기나 조깅보다 체중 부하가 적은 수영이나 자전거 타기를 추천한다. 유산소 운동은 일주일에 3회 이상 실시해야 효과가 있고, 일주일에 3~5회 실시하는 것이 적절하다.

• 근력 운동

근력 운동(무산소 운동)은 심폐기능 개선 효과는 적지만 근력, 지구력이 향상된다. 근육이 강해지고 근육 피로를 적절히 회복하게 해준다. 아령·모래주머니 들기, 탄력밴드 당기기, 자전거 타기, 수영장에서 걷기 등의 운동이 있다. 나이에 관계없이 근력 강화 운동을 하면 근육 지름이 증대되고 삶의 질이 높아지며 골밀도가 높아진다. 근력 운동을 할 때는 적은 부하로 시작하여 조금씩 증가시켜 6주 이상 지속해야 효과를 볼 수 있다. 뼈와 관절의 손상을 예방하기 위해서 격일로 운동하다가 점진적으로 횟수를 늘리는 것을 권한다. 1주당 2~3회 정도 20~30분간 약간 힘들 정도로 시행한다.

• 유연성 운동

유연성 운동(스트레칭)은 관절과 근육의 유연성을 증가시키지만 심폐기능이나 근력, 지구력 향상 효과는 적다. 스트레칭을 규칙적으로 해주면 관절이나 근육의 경직을 막아 주고 통증이 예방 또는 치료된다. 또한 신체 활동할 때 관절 가동 범위를 키워 주어 긴급한 상황에서 근육이 재빨리 움직여 대처하게 한다.

• 균형감각 향상 운동

균형감각 향상 운동은 낙상, 발 접질림 등을 예방해 준다. 다만 근력, 지구력 증진에 효과가 미미하므로 여러 운동을 복합적으로 실시하는 것이 좋다. 한 발로 서기, 눈 감고 서기, 태극운동, 고전무용, 균형대 운동 등이 균형감각 향상 운동에 해당된다.

안 다치고 건강하게 운동하는 법

규칙적인 운동은 노화로 인한 다양한 기능저하를 예방하고 삶의 질을 향상시켜 준다. 골밀도를 높여 주고 안정감 있는 자세를 유지시켜 주며 유연성과 관절 가동 범위를 높인다. 또 인지기능 보존과 우울 증상 개선 등 심리적 이득도 있다.

그러나 운동만 한다고 건강해지는 건 아니다. 평소 균형 잡힌 영양과 충분한 수분을 섭취하고, 내 몸 건강에 맞는 운동법으로 규칙적으로 운동하고, 운동 시 다치거나 몸에 통증이 느껴지면 중단한 후 병원 진료를 받도록 한다. 이와 같은 주의사항을 지킨다면 안 다치고 안 아프고 건강하게, 오래오래 운동을 즐길 수 있을 것이다.

▶ 준비운동과 정리운동

준비운동은 관절을 유연하게 만들고 근육 온도와 혈액순환을 증가시켜 운동 손상을 예방하고 심근경색증의 발병률을 줄여 준다. 따라서 본격적인 운동을 시작하기 전에 맨손체조, 스트레칭, 걷기 등을 5~10분 이상 실시하는 게 좋다.

또한 정리운동을 통해 천천히 운동 강도를 감소시키면 혈액이 중심부로 재순환될 수 있도록 도울 수 있다. 본격적인 운동을 하다가 갑자기 멈추면 운동 중에 팔, 다리 등에 몰려 있던 혈액이 미처 심장으로 돌아가지 못해 심장 박동수가 갑자기 감소하여 심장 박출량이 줄어듦으로써 뇌로 가는 산소 공급이 저하되어 어지럼증을 유발하고 심하면 졸도할 수 있다.

정리운동은 운동 중에 생긴 젖산을 해소하는 데 도움을 주고, 운동 후의 근육통과 강직을 줄여 준다. 일반적으로 준비운동에 대해서는 잘 알면서 정리운동의 중요성은 무시하는 경우가 많은데, 정리운동은 준비운동과 비슷하게 5~10분 정도 실시하면 좋다.

▶ 탈수 방지

섭씨 29℃ 이상, 습도 70% 이상이라면 실외에서 30분 이상 운동하지 말아야 한다. 탈수 위험이 크기 때문이다. 더운 날에 운동하거나 오래 운동할 예정이라면 운동 2시간 전에 500cc의 물을 섭취하고 운동 30분 전에 1~2컵, 운동 도중 15분마다 반 컵의 음료를 마시고 운동 후에는 체중을 달아 보고 빠진 체중만큼 음료를 보충한다.

운동복은 시원하고 바람이 잘 통하며 땀 흡수가 좋은 옷이 탈수 방지에 바람직하다. 비닐로 된 옷이나 바람이 통하지 않는 옷은 체온을 급상승시킬 수 있다는 점을 염두에 두어야 한다.

▶ 이상 신호 시 운동 중단

운동 중 가슴이 아프거나 불쾌할 때, 근육이 아플 때, 어지러울 때, 빈맥이나 숨이 너무 찰 때 운동을 중단해야 한다. 운동 후 근육이 조금 불편할 수 있지만 진통제를 쓸 정도이거나 2일 이상 계속되면 의사의 진찰이 필요하다.

지나치게 과도한 운동을 이어 가면 되레 면역력이 감소할 수 있고 관절이나 근육 손상, 통풍이 발생할 수 있다. 또한 활성산소와 노폐물이 증가하여 노화가 더 빨리 올 수 있다.

▶ 운동에 좀 더 재미를 붙이는 방법

운동이 좋다는 것을 알아도 실시하지 않으면 아무 소용이 없다. 그래서 순응도 향상을 위해 운동 동료를 만들 것을 권한다. 서로 정보를 공유하고 심리적으로 의존하게 되며 흥미가 더 커지기 때문이다. 뉴스를 보거나 좋아하는 음악, 라디오를 들으며 운동을 하면 그냥 할 때보다 오래 할 수 있다. 운동을 한번 했다고 해서 그 효과가 나타나는 건 아니고, 적어도 6주 이상 지나야 나타난다. 그런 만큼 루틴을 만드는 게 중요하다.

노년기에는 동네 병원과 친해지자

'시름시름 앓는다'는 표현을 들어 본 적 있을 것이다. 크게 아픈 건 아니지만 오래오래 병을 끌고 가면서 아픈 모양새를 일컫는 말이다. 김수영 씨(가명)의 친정어머니가 여기에 해당한다. 70대 중반인 어머니는 부정맥과 천식 때문에 수년간 각각 A병원 심장내과와 B병원 호흡기내과로부터 처방을 받아 약을 복용하는 중이다.

그런데 근래 들어 어머니가 목욕탕 청소를 하다가 미끄러져 넘어지는 사고를 당했다. 연락을 받은 수영 씨는 부랴부랴 어머니를 모시고 정형외과에 가서 진료를 받고 엑스레이 촬영을 했는데, 발목 인대가 늘어났고 염증도 발견되었다. 의사는 소염진통제 처방과 더불어 통원 치료를 권했다.

며칠 후 수영 씨는 어머니와의 안부 전화에서, 어머니가 평소 복용하던 부정맥과 천식 약을 정형외과 처방약과 함께 복용하고 있다는 사실을 알게 되었다. 약 복용 조정 필요성을 미처 생각하지 못했던 수영 씨는 당황스러웠다. 어머니는 아직 심장내과·호흡기내과 정기 진료일이 되지 않아 물어볼 수 없어서 그냥 함께 복용했다고 말했다.

초고령화 사회가 되면서 노년기의 부모님 건강을 염려하는 이들이 많다. 한봉희 원장은 "만성질환으로 약을 장기 복용하면서 새로운 건강 문제가 생겼을 때 기존 약과 새로운 약의 복용 조절을 어떻게 해야 할지 모르는 분들이 많다"고 말했다.

"노년기 어르신들이 겪는 질환과 증상은 생각보다 굉장히 종류가 많고 광범위합니다. 알츠하이머, 당뇨병, 고혈압, 부정맥 등은 물론이고 소변장애 등 비뇨기질환, 불면증, 식욕부진, 체중저하, 어지럼증과 같은 증상도 있습니다. 이 같은 질환 및 증상이 대개 만성적으로 나타나는 편입니다."

다양하고 만성적으로 나타나는 질환들에, 위의 사례처럼 갑작스럽게 낙상으로 인한 근골격계 질환이나, 코로나나 독감 등 바이러스 질환, 대상포진 등이 겹치면 약을 어떻게 먹어야 할지 당황스러울 수밖에 없다. 다니는 병원이 3차 의료기관이라 예약이 꽉 차 있다면 정기 진료일을 당기는 것도 쉽지 않다.

> "지금 바로 동네 병원 의사를 만나는 것이
> 제때 적절한 치료를 받을 수 있는 방법이다."

한 원장은 "이럴 때는 동네 내과나 가정의학과를 찾아가서 자세한 건강 상황 및 정보를 공유하고 의사로부터 약을 어떻게 복용해야 할지 방법을 듣는 게 좋다"고 권고했다. 환자 임의대로 약 복용을 조정, 결정하는 건 피해야 한다. 질환 각각의 특성과 복용 약 성분을 정확하게 모르기 때문이다.

"환자가 임의대로 기존 약 복용을 끊고 새로운 약을 복용하면 만성질환 치료에 문제가 생길 수 있고, 기존 약과 새로운 약을 한꺼번에 먹게 되면 약의 성질이 충돌해 문제가 생길 수 있습니다. 그래서 동네 병원에서 일차적으로 조정을 받은 다음, 추후에 정기 진료 병원에 가서 해당 조정 내역을 공유하는 게 좋습니다."

앞서 언급한 것처럼 우리 국민들은 대형 종합병원(3차 의료기관) 선호도가 높은 편이다. 그러나 꼭 그럴 필요가 없고, 특히 나이를 먹을수록 동네 병원과 친하게 지내는 게 좋다. 대형 종합병원에서 진료받을 날을 기다리느라 시간을 소모하는 것보다 지금 바로 동네 병원 의사를 만나는 것이 제때 적절한 치료를 받을 수 있는 방법이다. 노년기의 복합적인 질환 및 증상, 사고로 인한 처방약 복용은 그때그때 빠르게 조정해야 할 때가 많은 만큼, 동네 병원 의사를 나의 주치의로서 적극적으로 활용할 것을 권한다.

골다공증 치료, 어떻게 할까?

골다공증은 뼈에 많은 구멍이 생기는 질환으로 골다공증이 생기면 뼈가 가벼운 충격에도 쉽게 부러질 수 있다. 노화가 주요 원인인데, 약물이나 질환 등으로 인하여 발생할 수도 있다.

한기옥 교수(내과 전문의)는 골다공증 역시 다른 질환들처럼 유전적 성향이 있다고 하였다. 유전적 성향이란 '유전성 질환'이란 뜻이 아니라 흔히 '체질'이라고 표현하는 성향을 말한다. 여기에 다양한 환경 요인, 운동 습관 등이 겹쳐져 나타난다.

골다공증의 진단법으로는 골밀도 검사가 대표적이고, 이 외에 필요에 따라 엑스레이 검사, 생화학적 골-표지자 검사, 호르몬 검사 등을 시행할 수 있다. 치료법으로는 약물 치료와 운동 요법이 있고, 금주 및 금연도 반드시 해야 한다. 운동은 걷기·달리기 등의 유산소 운동, 스트레칭, 가벼운 근력 운동 등이 권장된다.

한 교수는 "골다공증 치료제는 골형성 촉진제, 골흡수 억제제 등 두 종류가 있다"고 설명했다. 치료제의 선택은 골 감소 원인과 상태에 따라 달라진다. 골다공증 치료제는 장기적으로 사용되므로 사용법이 까다로운 면이 있다. 약제마다 특성이 다르고 부작용도 존재한다. 그래서 이런 점들을 고려하여 치료제를 바꿔 가면서 환자에게 딱 맞는 치료법을 적용해 나간다.

골다공증은 궁극적으로 완치가 불가능하다. 한번 시작된 골밀도 감소는 결코 개선되지 않는다. 따라서 골다공증 치료는 골 감소의 진행을 저지하고 골절의 위험성을 낮추는 걸 목표로 한다.

골다공증 예방은 나이 들어 약으로 하는 게 아니라 어릴 때부터 관리한다는 개념으로 접근해야 한다. 사람은 배 속에서부터 뼈가 생성되고 계속하여 자라나며 유지된다. 20대 후반에서 30대 초반까지 자기 생애 가장 높은 골밀도를 이룩하고, 35세부터 서서히 골량이 줄어들기 시작한다. 50세 전후가 되면 골량 감소 속도가 빨라진다. 여성의 경우 폐경기 후 5~10년 내에 골량 소실이 가장 빨라진다. 남성은 폐경기를 겪지 않으므로 여성에 비해 상대적으로 골량 감소가 급격하게 진행되지 않는다.

골이 한창 형성되는 시기에 만약 심각한 질환을 앓거나 영양 문제, 운동 문제가 있었다면 골밀도가 떨어지게 된다. 본래 노화로 인하여 골밀도가 떨어지지만, 질환·영양·운동 문제가 겹치면 정상적 감소보다 더 줄어들 수 있는 것이다. 때문에 조금이라도 더 젊을 때부터 관리하는 게 중요하다. 어릴 때부터 규칙적인 운동과 적절한 영양 섭취가 필수이고, 제때를 놓치고 난 후에는 아무리 노력을 해도 크게 달라지지 않는다.

한 교수는 중장년 및 노년층이 선호하는 시중의 '골다공증 예방약'은 실제로 의학적 효과를 기대할 수 없다고 귀띔하였다. 뼈 건강을 위해서는 규칙적인 운동과 균형 잡힌 영양 섭취가 가장 중요하다. 이미 진행되는 노화를 막을 순 없지만 더 위험한 지경에 빠지지 않기 위해 최대한 현상 유지를 할 수 있도록 노력할 필요가 있다. 그런 차원에서 칼슘과 비타민D 복용을 고려할 수 있다.

한 교수는 "반드시 균형을 맞춰 적정량을 복용할 것"을 당부하였다.

"칼슘은 뼈와 치아를 형성하는 요소이고, 비타민D는 장에서 칼슘이 잘 흡수되도록 도와주고 자가면역과 암 예방에도 도움이 됩니다.

그런데 칼슘이 부족한 상태에서 비타민D를 섭취하면 오히려 뼈에서 칼슘을 빼내는 역효과가 날 수 있어요. 그러지 않으려면 칼슘과 비타민D를 같이 보충하는 게 좋습니다."

비타민D는 햇빛을 쐬면 형성되는 걸로 알려져 있는데 우리 몸에 충분한 양을 생성하려면 상당한 양의 햇빛을 쐬어야 한다. 자외선 차단 기능이 포함된 화장품만 사용해도 비타민D가 만들어지지 않는다. 또한 나이가 들어 감에 따라 피부가 노화돼 비타민D 생성 능력이 떨어진다. 따라서 햇빛을 쐬는 것만으로 내 몸에 필요한 만큼의 비타민D를 만드는 건 사실 불가능하다. 생선류나 견과류, 육류의 간, 우유 및 유제품 등에도 비타민D가 함유돼 있으나, 하루 필요량을 채우려면 매일 상당히 많은 양을 먹어야 한다. 매일 그렇게 먹는 건 거의 불가능하다. 따라서 칼슘과 비타민D 보충제를 별도로 복용하는 건 뼈 건강에 일정 부분 도움이 된다고 할 수 있다.

코로나19, 이후가 중요하다
호흡기 건강관리

늘어 가는 재확진, 롱코비드 비상

50대 김은영 씨(가명)는 2023년 초 코로나19에 확진되었다. 2022년 봄 확진에 이어서 두 번째로 코로나에 감염된 것이다. 처음 확진되었을 때 심한 기침과 근육통으로 고생했던 터라 재감염 사실을 확인한 후 바싹 긴장이 됐다. 가족들과 분리된 생활을 하면서 하루 세 번 식사를 하고 충분한 휴식과 수면을 취하는 데 주력했다.

7일 후 격리 해제되었을 때 컨디션은 다소 회복되었지만 심한 기침은 계속됐다. 직장에서 근무할 때 수시로 터져 나오는 기침 때문에 난감할 때가 한두 번이 아니었다. 밤에 잠을 푹 자기도 쉽지 않았다. 병원에 가서 약을 처방받아 먹다가 조금이라도 나아지면 약을 중단하길 반복하면서 어느새 두 달이 훌쩍 지났다. 은영 씨는 기침이 언제쯤 멈출지 걱정이었다.

국내 코로나19 확진자의 재감염 사례가 늘고 있다. 재감염이 늘어나면서 코로나19 증상으로 오랫동안 고통을 받는 사람들이 많아지고 있다. 세계보건기구WHO는 코로나19 증상 발현 후 3개월 이내 발생해 최소 2개월 이상 지속되는 증상을, 미국 질병통제예방센터CDC는 코로나19 감염 4주 후에도 지속되는 증상을 롱코비드Long COVID, 만성 코로나19증후군로 정의했다. WHO 설문을 이용한 조사 결과, 일반적으로 피로감(21%), 기침 및 호흡곤란(13%), 인지 저하(12%), 근골격계 증상(11%), 우울·불안(7%) 등의 증상이 보고되었다. 출처 : 만성 코로나19증후군/질병관리청 코로나바이러스감염증-19 보건의료인용(ncv.kdca.go.kr)

코로나19 후유증, 즉 롱코비드의 원인은 무엇일까? 질병관리청은 롱코비드의 위험인자로 성별, 코로나19 급성기 중증도를 지목했다. 여성이 남성보다 롱코비드가 발생할 위험이 2배 이상 높다. 또한 코로나19 감염 후 증상이 지속되는 건 급성기 중증도와 관련 없이 일어날 수 있으나, 코로나19로 입원 치료를 받았던 환자들이 그렇지 않았던 환자들보다 롱코비드가 발생할 확률이 더 높다고 한다.

롱코비드가 계속된다고 하여 내 몸에 바이러스가 남아 있는 건 아니다. 코로나19 바이러스가 입힌 손상 때문에 남겨진 병적 결과인 것이다. 그래서 다른 사람을 감염시킬까 봐 걱정하진 않아도 된다.

코로나19 그리고 롱코비드를 앓는 이들 중 피로감과 호흡기 증상을 호소하는 경우가 많은 만큼, 이에 대한 주의가 필요하다. 충분한 휴식은 매우 중요하다. 휴식과 수면은 몸 건강 회복뿐 아니라 마음의 안정과 평안에도 많은 영향을 미친다. 휴식을 취하는 것만으로 위에서 언급한 롱코비드 증상을 완화시키는 데 도움이 된다.

기침이나 호흡곤란이 있을 땐 찬 바람을 쐬거나 운동, 음주, 흡연을 하면 안 된다. 운동을 좋아하는 사람들은 코로나19 감염 후 일주일이 지나면 바로 운동을 하려고 한다. 운동이 회복에 도움이 된다고 여기는 것이다. 장준 원장(내과 전문의)은 "격렬한 운동은 몸에 무리가 될 수 있다"고 전제하면서 "1~2주 정도 (빠르게) 걷기 정도로 워밍업을 하고 몸 상태를 봐가면서 페이스를 조절하는 게 좋다"고 조언하였다. 체력이 회복되기 전까지 절대 무리하면 안 된다는 것.

롱코비드를 겪는 이들은 체내 염증 반응이 오래가는데, 이 때문에 음주는 꼭 피해야 한다. 음주는 체내 염증을 더 악화시킬 수 있다. 흡연의 경우 심혈관계·호흡기계 질환 발생 확률을 높이므로 이 역시 위험하다.

> "발병 초기 팍스로비드, 라게브리오 복용이
> 롱코비드 예방에 도움이 된다."

"일반적인 롱코비드 증상에서는 자가 요양을 하면서 경과를 지켜봐도 무방합니다. 롱코비드 증상을 피하려면 코로나19를 예방하거나 걸렸더라도 조기 치료하는 것이 좋습니다. 60세 이상 고령자와 기저질환이 있는 분들은 코로나19 발병 초기(증상 시작 5일 이내)에 코로나19에 대한 처방약(팍스로비드, 라게브리오)을 복용하는 것이 롱코비드 예방에 도움이 됩니다. 또 모든 분들이 코로나19 예방주사를 여러 차례 맞을수록 증상과 중증도, 사망률이 감소하면서 롱코비드도 덜 생깁니다."

의학계에서는 심장·폐·콩팥 등에 기저질환이 있는 분은 평소 폐렴구균 백신 접종이 필요하다고 보고 있다. 코로나19는 전반적인 신체기관에 타격을 주지만 그중에서도 호흡기 계통에 입히는 손상이 크므로 호흡기 기관은 질환에 취약한 상태가 된다. 때문에 평소에 미리 맞아 둔 폐렴구균 백신이 도움될 수 있는데, 특히 고령층이나 기저질환자들에게 더욱 그렇다. 13가 단백결합 백신과 23가 다당류 백신 두 가지 중 13가 단백결합 백신을 먼저 맞는 것이 효과 면에서 유리하다. 한 가지를 먼저 맞은 경우 1년이 경과한 후에 나머지를 맞는 것이 좋다.

기침이나 호흡곤란, 가슴 통증이 심해질 땐 반드시 병원에 내원하여 관련 검사를 받아 봐야 한다. 중증으로 가는 경우 대부분 열이 심하거나 기침이 심하면서 움직일 때 숨이 차기 시작한다. 코로나19 급성기 또는 급성기를 지난 시기(아급성기亞急性期) 합병증인 심근염·심근경색·폐섬유화·폐색전증 등이 나타날 수 있기 때문에 빨리 병원을 찾아야 한다. 통증을 별것 아닌 일로 치부하면 응급상황이 발생할 수도 있다.

포스트 코로나, 호흡기 관리는 어떻게?

코로나19가 발생한 지 4년째에 접어든 2023년 5월 5일 WHO는 국제적 공중보건 비상사태PHEIC : Public Health Emergency of International Concern 해제를 선언하였다. 코로나19의 위협이 완전히 끝난 것은 아니지만 국제적·국가적 비상사태는 종식된 것으로, 이후에는 장기적인 관리체계로 전환되는 것이다. 3년이 넘도록 우리를 옥죄던 코로나19로부터 비로소 해방되는 기분이다.

그러나 이게 끝은 아니다. 많은 전문가들이 포스트 코로나Post Corona를 언급하고 있다. 앞으로 향후 수년 안에 코로나19와 같은 대규모 감염병이 얼마든지 발생할 수 있으며, 이에 대한 대비를 해놓아야 한다고 말이다. 과연 우리는 얼마나 잘 준비되어 있을까?

장준 원장은 "세계적 전문가 그룹들 그리고 우리나라는 대규모 감염병에 대한 대비가 잘되어 있다"면서 이후 새로운 감염병이 출몰하더라도 전문가 집단과 국가가 이끄는 대로 잘 따르면 된다고 하였다. 그의 말처럼 우리나라는 대규모 감염병 대응 능력이 잘 갖춰진 나라이다. 과거 사스, 메르스 등 감염병 발생 때를 교훈 삼아 전 세계 어느 나라보다 빨리 코로나19 대응 태세를 갖추었다. 이는 전 세계적으로도 인정받고 있는 사실이다.

OECD는 보건 정책 연구 보고서 〈다음 위기에 대응할 준비가 됐는가? 보건 시스템 복원력에 투자하기〉에서 인구 100만 명당 코로나19 누적 사망자 수를 기준으로 회원국을 A~D군까지 분류했는데, 우리나라는 코로나19 사망률이 가장 낮은 A군에 이름이 올랐다. A군에 구분된 국가는 우리를 비롯해 일본, 호주, 덴마크, 핀란드, 아이슬란드, 뉴질랜드, 노르웨이 등 8개국이다. 보고서는 검사Testing, 추적Tracing, 격리치료Treatment with Isolation 등 '3T 전략'으로 알려진 한국의 코로나19 대응 정책을 "강력한 봉쇄 정책의 모범 사례로 인식됐다"고 밝혔다. _출

_{처 : OECD "한국·일본, 코로나 대응 가장 성공적"…이유는?/한국경제/2023.2.24.}

그러니 만약 또 다른 팬데믹이 발생하더라도 정부와 전문가 집단의 대처 능력을 믿고 따르면 되리라는 생각이 든다. 하지만 이와 별도로 개개인이 실천해야 할 점은 무엇일까?

"호흡기질환이 유행할 때는 손소독제 사용이나
손씻기를 철저히 하고 마스크를 착용."

무엇보다 개인위생 관리를 철저히 하는 것이다. 코로나19 팬데믹 때 호흡기질환 감염률이 떨어졌다는 보도가 있었는데, 마스크 의무 착용이 해제된 이후로는 각종 호흡기 전염병 환자가 증가했다고 한다. 개인위생에 대한 철저한 관리의식이 희미해진 탓이다. EBS 〈명의〉 프로그램에서 호흡기질환 명의로 선정된 장준 원장은 "호흡기질환은 호흡기 분비물 접촉이나 기침 때 분비물이 퍼지는 크고 작은 비말을 통해 전파되는 만큼 주의가 필요하다"고 당부했다.

"코로나19 팬데믹 때 손씻기와 마스크 착용을 강조했었죠. 사실 호흡기질환 예방에 이만한 방법이 없습니다. 호흡기질환이 유행할 때는 손소독제 사용이나 손씻기를 철저히 하고 마스크를 착용하는 게 필요합니다. 고령자와 기저질환자는 사람이 많은 곳의 출입을 삼가야 하는데, 특히 유행 시기에는 마스크를 벗고 함께 식사하는 자리를 피하는 것이 좋습니다."

코로나19 팬데믹이 완화되면서부터 미세먼지PM : Particulate Matter 발생도 심해졌다. 미세먼지는 직경 10㎛ 이하의 일반 미세먼지(PM10)와 직경 2.5㎛ 이하의 초미세먼지(PM2.5)로 구분된다. 입자가 작아서 호흡할 때 코 점막으로 걸러지지 않고 신체 내부로 침투할 수 있어, 자극성 결막염·비염, 폐질환, 심혈관 질환 등 각종 질환을 일으키고 면역기능을 떨어뜨린다. 미세먼지는 WHO가 지정한 1급 발암물질이기도 하며, 산업 생산 지역이나 차량이 많은 지역은 각종 금속 화합물과 이온 성분 등도 포함돼 더욱 해롭다. 장 원장은 미세먼지 때문에 호흡기 질환이 유발될 수 있으므로 미세먼지 예보를 주의 깊게 살펴서 심한 날에는 마스크를 착용할 것과 되도록 실외활동을 자제할 것을 권했다.

호흡기질환 예방을 위해서는 백신 접종이 필수이다. 매년 가을에 인플루엔자와 코로나19 예방접종을 받아야 한다. 65세 이상과 기저질환자는 앞서 언급했듯이 두 종류(13가 단백결합 백신, 23가 다당류 백신)의 폐렴구균 예방접종을 받도록 한다. 또한 호흡기질환 감염 시 고혈압·당뇨·심장질환·암 등의 기저질환 유무가 합병증이나 후유증 발생에 영향을 미치는 만큼,

정기적인 건강검진으로 자기 몸의 건강 상태를 점검하는 것이 필요하다.

 "일상생활에서 과로·과음·흡연을 피하고 규칙적인 운동과 균형 잡힌 식사를 해야 합니다. 때 맞춰 예방접종과 건강검진을 받는 것도 중요하고요. 이렇게 한다면 면역력을 강화시킬 수 있고, 질환 예방이 가능해져 건강한 삶을 살 수 있게 됩니다. 건강을 지키는 원칙은 코로나19 팬데믹 이전이든 이후든 변화하지 않았다는 점을 다들 기억해 주셨으면 합니다."

감기, 추운 날씨에 더 잘 걸릴까?

날씨가 추워지면 감기에 걸릴 걱정을 하는 사람들이 많다. 인플루엔자(독감)와 코로나19의 경우 겨울에 더 많이 걸리는 양상이 있다. 그러나 감기는 다르다. 감기 바이러스에 감염되는 건 여름이나 겨울이나 차이가 없다. 다만 감기에 걸렸을 때의 증상은 겨울에 더 심하다. 차갑고 건조한 공기가 호흡기를 자극하고 위축시켜서인데, 이 때문에 겨울에 감기가 더 심해진다고 느낀다.

차갑고 건조한 공기 외에 미세먼지와 대기오염 또한 호흡기질환을 악화시키는 원인들이다. KF94 마스크와 공기정화기를 사용하면 일정 부분 도움이 되긴 하지만, 0.1마이크론 이하의 극초미세먼지는 막지 못하므로 한계가 있다. 궁극적으로는 석유·석탄·액화가스 같은 화석연료 사용을 줄이는 것이 필요하다.

감기는 별다른 치료를 하지 않아도 대부분 자가 면역력에 의해 자연 치유되는 질환이다. 물을 부족하지 않게 마시고 몸을 따뜻하게 해주며 영양 섭취를 잘하고 충분한 휴식을 취하면 상당수가 3~10일 안에 낫는다. 일부 환자(25% 이내), 특히 흡연자에서 2주까지 증상이 지속될 수 있다. 다른 증상이 없어지고 기침만 몇 주 이상 나오기도 한다. 감기가 오래 가거나 콧물, 기침, 오한, 두통 등이 심하면 이를 완화시키는 약을 처방받을 수 있다. 중이염, 폐렴 등 염증성 질환으로 발전하면 항생제를 사용한다. 또한 우리나라에서는 거담제(점액 용해제), 지혈제(도란자민) 등이 많이 사용되는데, 미국에서는 효과 입증이 확인되지 않았다는 이유로 거의 사용하지 않고 있다.

감기에 걸려서 기침이 심해지면 기관지나 폐가 안 좋아져 그렇다고 생각하기 쉬운데, 가장 흔한 원인은 비염으로 인해 콧물이 뒤로 흐르는 후비루, 위식도 역류에 의한 역류성 인후염이다. 이런 경우에는 각각 원인에 맞는 약물을 써서 치료한다. 기관지 천식도 일부 원인이지만, 숨이 차지 않고 기침만 하는 기관지 천식은 가벼운 편이고 흡입 약물로 쉽게 호전된다.

폐질환 의심될 때 어떤 검사를 받을까?

폐질환 검사는 흉부 X-Ray 촬영과 폐기능검사의 두 가지로 나뉜다. 먼저 흉부 X-Ray 촬영은 기관지염 · 폐렴 · 폐결핵 · 폐부종 · 폐암 등의 발병 유무를 알아내기 위해 실시한다. 국가건강검진 항목에 포함돼 필수적으로 진행되며, 임상적으로 기침이나 가래, 가슴 통증, 호흡곤란, 흉부 외상 등의 증상이 있을 때에도 의사가 흉부 X-Ray 촬영 검사를 결정한다.

김상진 교수(영상의학과 전문의)는 "흉부 X-Ray는 비용이 저렴하고 방법상 단순하다는 장점이 있는데, 10mm 미만의 폐결절 관측이 어렵거나 병변이 있는데도 관측되지 않는 경우도 있어서 CT 촬영이 시행되는 경우가 있다. 특히 폐암을 조기진단하기 위해서는 저선량 흉부 CT 촬영을 한다."고 설명하였다.

저선량 흉부 CT란 일반적인 CT보다 방사선 노출 정도를 줄인 촬영법으로, 흉부 X-Ray에서 관측되지 않은 작은 결절이나 심장, 혈관, 뼈 등이 겹쳐져 가려진 부위의 병변도 확인할 수 있다. 김 교수는 "담배를 피우고 있거나, 금연했을지라도 금연 후 15년까지는 매년, 담배를 피우지 않더라도 5년에 1회 촬영을 권장한다."고 말했다.

폐기능검사PFT : Pulmonary Function Test는 이름 그대로 폐가 제 기능을 하고 있는지 알아보는 검사이다. 장준 원장은 "폐는 우리 몸에 필요한 산소를 받아들이고 필요 없는 이산화탄소를 배출하는 기관으로, 이런 과정이 원활하게 이뤄지지 못하면 숨이 차는 등 호흡곤란이 발생할 수 있다."면서 "폐기능검사는 폐가 이와 같은 가스 교환을 위하여 공기가 들어가고 나가는 환기를 잘 해내는지, 호흡 과정에 문제가 없는지, 기도에 문제는 없는지 등을 확인하는 검사이다."라고 설명하였다. 호흡곤란이 나타난 환자에게 실시하는데, 근로환경과 폐기능의 연관성을 알아보기 위해서도 시행한다. 이 검사를 하면 폐의 기도저항 정도, 기관지 협착, 폐기종 여부 등을 확인할 수 있다.

암과 동행하는 시대
암 환자 회복·관리법

암을 원수 아닌 친구로 여길 수 있다면

　김종수 씨(가명)는 바쁘게 일하던 중에 동생으로부터 전화를 받았다. 직장인검진에서 복부 초음파 검사를 통해 신장암 의심 소견이 발견되었다는 것. 겁에 질린 동생에게 "별일 아닐 것"이라고 말해 주면서 3차 의료기관에 진료를 잡았다. 복부 CT 검사를 비롯한 몇 가지 검사가 시행되었고, 동생은 신장암 2기로 진단받았다. 의사는 종수 씨에게 동생의 왼쪽 신장을 절제하는 수술을 해야 하고 되도록 빨리 수술 스케줄을 잡아야 한다고 했다.

　집으로 돌아오는 길에 동생은 이런저런 푸념을 늘어놓았

다. 그 말을 들으면서 종수 씨는 한마디도 거들 수가 없었다. 어떤 말로 위로해 줘야 할지 알 수 없었고, 성실하고 열심히 살아온 동생에게 왜 이런 일이 생겼는지 절망스러웠다. '그래도 치료를 받으면 괜찮은 거겠지', '부모님에게는 어떻게 말씀드려야 할까' 등등 온갖 걱정이 머리를 꽉 채웠다.

동생은 직장에 휴직계를 제출하고 한쪽 신장을 절제하는 수술을 받았다. 다행히 항암치료는 안 해도 되었지만, 몸이 회복될 때까지 쉬는 게 좋겠다는 생각에 회사는 그만두었다. 책을 읽고 운동을 하고 입에 맞는 음식을 먹으면서 천천히 일상을 회복해 가고 있다. 처음엔 절망에 빠져서 몇 날 며칠을 눈물로 지새웠던 부모님도 동생을 돌보면서 조금씩 웃음을 되찾아 갔다.

종수 씨는 동생의 회복이 반가웠지만 한편으로는 또다시 암이 재발하면 어쩌나, 상태가 갑자기 악화되는 건 아닌가 하는 불안감을 떨쳐 버릴 수 없었다. 뉴스에서 가끔 획기적인 암 치료법, 진단법이 나왔다는 보도를 봤는데 왜 아직도 암에 대한 공포에서 벗어날 수 없는지 답답했다. SF영화에서처럼 알약 하나를 먹으면 병을 치료할 수 있는 세상이 왔으면 좋겠다는 생각도 들었다.

이런 희망은 비단 종수 씨만 가지고 있었던 건 아닌 것 같다. 고대 그리스 로마 신화를 보면 넥타르Nectar와 암브로시아 Ambrosia라는 신들의 음식이 있다. 넥타르는 음료 혹은 술, 암브로시아는 음식이라고 한다. 넥타르를 마시면 늙지 않고, 암브로시아를 먹으면 죽지 않는다고 한다. 진시황이 찾아 헤매던 불로초나 SF영화에 등장하는 만병통치약과 같은 개념이라고 보면 되겠다. 아주 오래전 그리고 오늘날 이야기 속에도 이런 약이 등장하는 걸 보면 만병통치, 불로불사는 인류의 오랜 꿈이 아닐까. 정말 존재한다면 너 나 할 것 없이 갖고 싶어 안달할 것이다.

신화는 인간이 원하는 판타지를 충족시켜 주지만 현실 세계는 그렇지 않다. 불로불사는 고사하고 무병장수란 희망마저 외면해 버리니까 말이다. 목표는 무병장수無病長壽인데, 현실은 유병장수有病長壽이다. 의과학의 발달로 많은 질환을 치료할 수 있게 되었지만, 질환 자체를 100% 완벽하게 예방하거나, 모든 질환자를 100% 완쾌시킬 수는 없다. 우린 크고 작은 질환을 앓으면서 오래오래 살아가고 있다. 때문에 병에 걸렸다고 해서 큰일이 난 것처럼 낙심하고 좌절하기보다는 현실을 받아들이고 치료하면서 살아가야겠다는 마음을 먹어야 한다. 암도 마찬가지이다. 과거엔 암 진단이 마치 '사형선고'처럼 인식됐었다. 실제로 이 표현을 사람들이 왕왕 사용하였다. 그러나 이제 더 이상 암은 죽음과 동일선상에 놓이지 않는다.

미국 예일대학교 의과대학과 바사 칼리지 연구진은 2021년 9월부터 2022년 3월까지 미국·영국·일본·덴마크·스웨덴 등 OECD 회원국 중 소득이 높은 22개 국가 의료비와 암 치료비, 암 사망률 등을 비교 분석(2019년 기준)하여 미국의사협회 저널JAMA : The Journal of the American Medical Association 헬스포럼 최신호에 발표했다. 이걸 보면 22개국 중 우리나라 암 사망률이 가장 낮다는 사실을 확인할 수 있다. 우리나라의 암 사망률은 10만 명당 75.5명으로, 22개 국가 중 최저였다. 22개국 전체 평균 91.4명보다 적다. 미국은 86.3명, 일본은 81.5명이고, 덴마크는 113.7명으로 22개국 중 암 사망률 1위에 랭크되었다. 출처 : 한국 의료비 가장 적게 쓰며, 암사망률은 최저/조선일보/2022.5.31. 국민 1인당 평균 암 치료비에서 우리나라는 29만 원으로 8위였다. 미국은 67만 원으로 22개국 중 가장 치료비용이 많았다.

우리나라 국가암등록통계 자료를 봐도 암 진단을 공포로 받아들이지 않아도 된다는 점을 확인할 수 있다. 2016~2020년에 암을 진단받은 환자 중 (통계청 사망자료와 행정안전부 주민등록 전산망에서) 2021년 12월 31일까지 생사가 확인된 388만 3,929명에 대해 생존율을 분석한 결과, 모든 암 5년 상대생존율은 71.5%로, 10명 중 7명 이상이 5년 이상 생존하는 것으로 추정되었다. 암 종별로 상대생존율의 차이는 존재하지만, 전반적으로 높아지는 추세인 것은 분명하다. 출처 : 국가암정보센터 많은 의학자들이 암으로부터 환자를 구하기 위해 노력하고 있으며 그 결과 진일보된 진단법·치료법·약품이 만들어지고 있다. 암이 죽음의 공포가 아닌 치료 가능한 대상이 되어 가고 있는 건 그 덕분이다. 그래서 '암과 싸우지 말고 친구가 돼라'는 책 제목처럼, 암을 잘 다스려 동행해 나가는 질환으로 이제는 인식이 바뀌어야 한다.

암 회복 환자, 무엇을 어떻게 먹을까?

암을 진단, 치료하는 기술과 아울러 암 환자 식사요법도 계속해서 발전하는 추세이다. 암 환자 식단을 연구·개발한 이종두 교수(핵의학과·영상의학과 전문의)는 "정상세포와 암세포 모두 에너지원을 섭취하여 생존한다. 이런 점에서 암은 대사질환의 하나로 봐야 한다"고 설명하였다.

이 교수는 수많은 암 환자에서 PET-CT를 이용하여 암의 발견이나 치료 후 반응 등을 판정하는 일을 하면서, 암세포에게 에너지를 제공하는 물질을 조절하면 암세포 증식 억제나 사멸에 조금이나마 도움이 될 수 있을 거란 생각을 하게 되었다. 에너지 대사는 우리가 섭취하는 음식에서 시작되기에, 식사요법을 통해 암세포에게 공급되는 영양을 차단하면서 우리 몸을 건강하게 만들어 가야 한다는 것이다.

우리 몸의 에너지원이란 탄수화물, 단백질, 지방을 말한다. 우리 몸의 세포들은 에너지원이 들어오면 이를 분해해 ATP^{Adenosine Triphosphate*}란 화학 에너지 형태로 이용한다. 건전지를 예로 들어 보면, 건전지에 전기가 충전되어야 이를 통해 기계가 움직이는데, 우리 몸에서 '건전지 속 전기 에너지'에 해당하는 것이 ATP 에너지이다. ATP 에너지는 음식 섭취를 통해 만들어진다.

"탄수화물, 지방, 단백질은 우리 몸에 가장 중요한 3대 영양소이면서 암세포를 크게 만드는 에너지원이기도 합니다. 많은 논문들이 탄수화물 섭취로 인해 암세포가 빨리 자란다, 지방 섭취하면 암세포 성장을 돕는다, 단백질 섭취는 암세포 증식을 돕는다 등등의 연구 결과를 담고 있어요. 암세포 성장, 증식을 막으려면 우리는 먹을 게 없는 거죠."

아무것도 먹지 못하면 생존이 불가능해진다. 암세포를 굶기자고 우리가 죽을 수는 없는 노릇. 그래서 중요한 게 우리 몸 건강을 지키면서 암세포 성장, 증식을 억제하는 방법을 찾는 것이다. 다양한 암 환자 식사요법들의 공통 목표가 바로 이

---

*　생명체에 존재하는 유기화합물. ATP는 생명체가 지급할 수 있는 최소 에너지, 화폐로 비유하자면 가장 작은 단위의 돈, 현찰 에너지라고 할 수 있다. (출처 : 이일하 교수의 생물학 산책/궁리출판)

것이다.

"포도당 이용을 제한하면
암세포 증식을 억제할 수 있게 된다."

　암세포는 3대 영양소 중에서도 포도당을 가장 많이 필요로 한다. 암세포는 포도당을 에너지원으로 쓸 뿐 아니라 핵산을 만드는 중요한 원료가 되기도 하고 또한 포도당을 젖산으로 전환시켜 주변으로 내보냄으로써 정상세포 주변을 중성에서 산성 환경으로 만든다. 암세포 자체는 세포 내부가 정상세포와 달리 알칼리성이고 세포 밖을 산성 환경으로 만든다. 그래서 세포 내에서는 암세포 증식을 위한 메커니즘이 활발히 진행되고, 세포 밖으로는 주변 장기로 전이되거나 침윤되게 도와준다. 즉 포도당은 암세포가 증식하거나 주변의 다른 장기로 전이 혹은 침윤되도록 하는 중요한 역할을 하는 것이다.

　이러한 독특한 환경을 만들기 위하여 암세포는 정상세포보다 훨씬 많이 포도당을 운반하게 만들고 포도당이 젖산으로 변화하는 대사를 증가시키는 성질을 갖게 되었다. 그러므로 포도당 이용을 제한하면 암세포 증식을 억제할 수 있게 된다.

　문제는 아무리 탄수화물 섭취를 줄여도 혈당은 일정 수준으로 유지되고 있어 기대만큼 암세포를 억제하는 게 쉽지 않다는 것. 이에 이종두 교수는 우리나라 평균 식단 중 60%를 차지하는 탄수화물 섭취를 20% 이내로 줄이고 대신 단백질과 지방을 통해 총 섭취 열량을 유지하는 '저탄수화물 식사요법' 을 개발해 냈다.

"우리 몸 건강을 위해 3대 영양소의 섭취는 꼭 필요합니다. 그러면서 암세포로 가는 영양을 차단해야 하지요. 두 마리 토끼를 다 잡을 수 있는 적절한 선을 찾고 싶었습니다. 저탄수화물 섭취로 인해 암세포의 산성도를 조절하면서 부족한 열량을 단백질과 지방으로 채우면 '암 예방/억제 효과와 건강 지키기'라는 두 가지 목적을 다 달성할 수 있습니다."

> "단백질 섭취는 매우 중요하다.
> 근육 및 세포의 생성과 치유 과정에 필수적."

암 환자가 어떻게 먹어야 하는가에 대해 세간에 떠도는 정보는 많다. 누군가는 탄수화물을 먹지 말라고 하고, 또 다른 이는 육류를 끊고 채소와 과일 위주의 식단을 구성하라고 한다. 이 교수는 "잘못된 건강 정보가 넘쳐흐르고 있다"면서 전문가와 상의하여 올바른 식단을 구성해야 한다고 강조했다.

"많은 암 환자들이 육류가 몸에 좋지 않다고 생각합니다. 하지만 단백질 섭취는 매우 중요해요. 근육 및 세포의 생성과 치유 과정에 필수적이거든요. 콩으로 만든 식품인 두부는 훌륭한 단백질원이지만, 일반적으로 채소에는 필수 아미노산이 부족한 편입니다."

단백질은 약 20종의 아미노산으로 구성되어 있으며, 동물성과 식물성으로 나뉜다. 동물성 단백질은 소고기·돼지고기·닭고기 등 육류와 달걀, 생선을 섭취함으로써 얻을 수 있고, 식물성 단백질은 콩·현미 등 곡류와 채소에서 얻을 수 있다. 아미노산 중에는 체내 생성이 불가능하여 반드시 외부로부터 섭취해야 하는 필수 아미노산이 있는데, 이는 동물성 단백질로부터 얻어야 하므로 동물성 식품 섭취가 필요하다.

과일과 채소 등 식물성 식품에는 항암 효과가 있는 파이토케미컬Phytochemical이 함유돼 있지만, 모든 필수 아미노산이 다 함유돼 있지 않다. 단맛을 내는 과당 성분은 포도당과 같은 단당류이므로 과다한 섭취는 좋지 않다. 당 함유량이 적은 과일 아니면 그냥 채소를 섭취하는 게 더 낫다.

그러면 왜 많은 이들이 동물성 식품보다 식물성 식품 섭취가 더 좋다고 생각하는 것일까? 이영은 센터장은 그 이유에 대해 "동물성 식품에는 필수 아미노산만 있는 게 아니라 포화지방과 콜레스테롤을 함유하고 있고 열량이 높아서 과잉 섭취하면 생활습관병(성인병)에 걸릴 위험도가 있기 때문"이라고 설명하였다.

매일 적색육 100g을 섭취하면 대장암 발병 위험이 17%가 높아진다는 국제암연구소IARC의 분석도 일반인들의 불안감에 영향을 미쳤다(우리나라 국민들의 하루 평균 적색육 섭취량은 69.5g이다(2016년 국민건강영양조사)). 사실 IARC 전문가들은 적색육의 위험도만 지적하지 않았고, 적색육의 영양적 가치를 함께 보아야 한다고 강조했다.출처 : 고기와 대장암의 연결고리 찾았다...하루 150g에 '밑줄 쫙!'/한겨레신문/2021.6.29. 즉 필수 아미노산을 얻으면서 과도한 지방 섭취는 피할 수 있도록 섭취량을 적절하게 조절하면 되는 것이다.

단백질은 세포 성장 및 근육 생성에 관여하므로 암 환자가 과량 섭취할 경우 암세포가 더 빨리 자랄 수 있다는 연구도 있었는데, 이는 일부는 맞고 일부는 틀린 설명이다. 류신Leucine·아이소류신Isoleucine 등과 같은 필수 아미노산은 실제로 암세포 분열 증식에 관련한 유전자 혹은 유전자에 의해 발현된 종양 성장 단백질 복합체를 활성화시키지만, 세포 내 에너지가 적거나 포도당 등이 적은 경우에는 복합체가 형성되지 않아 암세포 성장을 활성화시키지 못한다. 그러므로 에너지 섭취와 탄수화물 섭취 비율을 잘 조절하면 된다. 단백질 섭취, 특히 동물성 단백질 섭취는 반드시 필요하다는 걸 잊어서는 안 된다.

"영양 불균형 상태에 있으면 암과 싸울 힘이 없고

치료 과정을 견디기도 어렵다."

이종두 교수는 우리나라의 경우 비만인 암 환자보다 저체중에 영양 부족인 암 환자가 더 많은 만큼 영양 균형을 고려하여 식단을 구성할 것을 권했다.

암 환자들은 영양 불균형 상태에 있으면 암과 싸울 힘이 없고 수술이나 항암치료 등의 치료 과정을 견디기도 어렵다. 그래서 반드시 탄수화물, 단백질, 지방이 함유된 식단으로 식사해야 한다. 단백질·지방을 먹어도 탄수화물이나 칼로리 제한이 함께 이뤄지면 암세포의 분열·성장을 막을 수 있다. 이것이 이종두 교수가 개발한 저탄수화물 식사요법이다.

"적절한 식사와 에너지 섭취, 근육운동만으로 암을 비롯한 만성 대사성 질환을 크게 줄일 수 있고 수명 연장이 가능하다는 것은 과학적으로 확실히 입증된 사실입니다. 만약 내가 평소에 과식, 폭식을 즐기는 사람이라면 칼로리 제한이 정말 중요하죠. 평소 섭취량의 30~40%를 줄이고 근육운동을 많이 해야 합니다. 미국에서는 식사 및 운동 치료를 수술·항암·방사선 치료와 함께 제4의 항암 치료법으로 인정하고 있는데, 우리나라도 마찬가지입니다."

이영은 센터장은 "단편적인 정보를 따르기보다 자신의 건강 상태에 맞는 식단을 만들어 활용한다면 효과적일 것"이라고 하면서, 앞으로 개인 맞춤형 식품영양 서비스를 제공하는 검진센터나 의료기관이 증가할 거라고 전망했다. 하나로 의료재단 역시 검진 결과를 분석해 개인별 맞춤 식단을 만들어 생활습관·운동법과 함께 관리해 주는 서비스를 시작했다.

대한암학회에서 발표한 '암 예방을 위한 7가지 생활수칙'

- 담배를 피우지 않는다.
- 지방과 칼로리를 제한한다.
- 과도한 양의 알코올 섭취를 제한한다.
- 너무 짜고 맵거나 불에 직접 태운 음식을 삼간다.
- 과일, 채소 및 곡물류를 충분히 섭취한다.
- 적당한 운동을 하되 무리하지 않는다.
- 스트레스를 피하고 기쁜 마음으로 생활한다.

건강하게 살려면 육류를 얼마나 자제해야 할까?

육류 섭취를 논할 때, 구운 고기(혹은 탄 고기)와 가공육에 대한 두려움을 이야기하는 이들이 있다. 이영은 센터장은 "맞는 말"이라고 전제하면서, 다음과 같은 사항을 알아야 한다고 강조하였다.

"IARC의 발암물질 분류는 어떤 물질이 암을 유발할 것인가에 대한 과학적 근거의 강도strength를 설명하는 것이지, 위험도risk의 수준을 평가하는 것이 아닙니다. 위험도는 얼마나 많이 자주 먹느냐(노출 수준)를 고려하여 암이 발생할 확률을 측정하는 것입니다."

IARC는 그동안의 여러 연구들을 토대로, 하루 100g의 적색육을 매일 섭취하는 경우 대장암의 발병 위험도가 17% 증가하고, 50g의 가공육을 매일 섭취할 경우 대장암의 발병 위험도가 18% 정도 증가한다고 결론지었다. 암 유발물질 분류에 대한 발표가 적색육과 가공육은 먹지 말라고 하는 것은 아니지만, 이들 섭취를 줄이는 것이 대장암의 위험도를 낮추는 데 도움이 된다는 의미로 받아들이면 된다.

문제는 숯불에 소, 돼지, 양고기와 같은 육류를 가열할 경우 그 표면에 있는 지방fat과 즙juices을 태워 연기를 생성하게 되는데 그 연기 안에 벤조피렌Benzopyrene, IARC 기준 1군 발암물질과 같은 암 유발물질이 들어 있다는 것.

"이들 물질은 주로 적색육이 300~600℃의 높은 온도에서 직접 불에 탔을 때 만들어지기 때문에 요새 캠핑족이 늘어나며 염려가 되는 부분이기도 합니다. 하지만 일반적인 요리 방식에서는 거의 발생되지 않으니 두려움 때문에 무조건 육류 소비를 줄이는 것은 바람직하지 않습니다."

설사 어쩌다 탄 고기의 발암물질에 노출되어도 이것으로 실제 암이 유발되기까지는 지속적인 노출과 오랜 시간이 필요하고 개인에 따라 유전자 구성Genetic Makeup이 차이를 보이므로 지금 당장 영양 결핍인 환자에게 무조건 육류를 금지시켜서는 안 된다.

가공육은 어떨까? IARC는 가공육을 2A군 발암물질로 규정하였고 매일 가공육 50g을 섭취할 경우 대장암 발병 위험성을 경고했지만 (가공육 50g=핫도그용 소시지 하나 혹은 베이컨 2장 혹은 비엔나소시지 5개 중 하나), 이영은 센터장은 우리나라 국민들의 하루 평균 가공육 섭취량은 10.3g 정도(2016년 국민건강영양조사)에 불과하므로,출처 : 고기보다 대장암 위험 높이는 '이것'… 딱 이만큼만 드세요/조선일보/2023.4.12. 가공육 50g 이상을 매일 섭취하지 않는 한 이로 인한 대장암 발생을 너무 염려하지 않아도 된다고 설명했다.

식사요법으로 암 극복 앞당긴다

이종두 교수가 오랜 연구 끝에 개발해 낸 '저탄수화물과 천연물질의 병용 섭취'란 암 환자 식사요법에 대한 논문은 2015년《유럽 암예방 저널European Journal of Cancer Prevention》에 발표되었다.

"암과 식사와의 관계는 오래전부터 많은 학자들이 관심을 갖고 연구하고 있었습니다. 우리나라에도 케톤 식이, 간헐적 단식, 저탄수화물 식이 등등 많은 식사요법이 있고, 식재료에 포함된 화합물 중 항암 효과가 매우 뛰어난 것들이 언론에 소개되었습니다. 이렇게 넘쳐 나는 홍보 내용을 좀 더 객관적이고 과학적 방법으로 정립했다고 할 수 있습니다."

이 논문은 저탄수화물 식이와 아울러 강황이나 녹차 등의 식물에서 유래한 생리활성물질을 병용해 섭취하면 암세포의 에너지대사를 조절하고 앞서 말한 세포 내 알칼리 환경을 정상 산성도로 유지하게 도와주어 암세포 발생·성장·전이를 억제하는 효과를 나타낸다는 내용을 담고 있다.

"암 예방 및 치료에 도움이 되는 식품들이 있는데, 이 식품들에 함유된 성분이 극히 미량이라 식품으로 필요량만큼 섭취하는 데 한계가 있어요. 예를 들어서 적포도주에 있는 레스베라트롤Resveratrol은 항암 작용, 항산화 작용, 비만 예방 등에 도움을 주는 물질입니다. 하지만 포도주 한 병에 들어 있는 레스베라트롤의 양은 극히 소량이에요."

이런 이유로 포도 껍질에 있는 레스베라트롤을 추출하여 화합물을 대량으로 생산해 환자에게 투여함으로써 암·치매·불임 등 치료에 활용하는 시도들이 이뤄지고 있다. 레스베라트롤을 포함해 자연에 존재하는 항암성분을 추출해 항암제

효능을 높이고 재발률을 낮추는 연구들이 활발하게 진행 중
이다. 또한 식품의약품안전처는 2022년 6월 '암환자의 균형
영양관리를 위한 암환자용 특수의료용도식품 유형과 제조가
공기준' 등을 신설한 〈암환자용 식단형 식사관리식품〉 기준
및 규격을 개정·고시하였다. 이에 따라 관련 업계는 다양한
식품을 개발·출시하고 있다.

  이종두 교수는 항암작용 성분에 대한 연구는 계속되어야
하지만, 특정 음식이나 건강기능식품을 맹신하는 풍토를 경
계해야 한다고 조언하였다. 일정 부분 도움을 줄 수 있어도
100% 치유나 예방 효과가 있는 게 아니라는 것. 카더라 통신
보다는 전문가와 상의해서 식습관·생활습관을 관리하고, 꾸
준한 운동을 해 나가는 게 더 중요하다. 그렇게 한다면 암을
예방할 수 있고, 이미 암에 걸렸다 하더라도 치료에 도움을 받
을 수 있으며, 삶의 질을 좀 더 향상시킬 수 있다.

암에 대한 가족력 있다면
암 유전자검사를 고려해 보자

세계적인 영화배우 안젤리나 졸리가 예방적 차원에서 양측 유방 전절제술을 받은 사실이 알려져 화제가 됐던 적이 있다. 졸리의 어머니와 이모, 할머니가 유방암과 난소암에 걸린 적이 있었다는 점, 졸리의 암 유전자검사 결과 BRCA1 유전자의 돌연변이가 발견되었던 점이 유방 전절제술을 결정하게 된 이유였다.

본래 사람에게는 BRCA1과 BRCA2 유전자가 모두 있다. 이 유전자들이 정상적으로 작동할 땐 암 발생을 억제하는 역할을 하여 아무 문제가 되지 않는데, 돌연변이가 생기면 유방암이나 난소암이 발병할 확률이 크게 높아지게 된다. 이들 유전자가 돌연변이를 일으킬 가능성은 부모로부터 물려받는 것인데, 부모 중 한 사람에게만 돌연변이 유전자가 있어도 자녀에게 50%의 확률로 전달되는 것으로 알려져 있다. 졸리가 아직 암에 걸리지 않은 자신의 유방을 절제하는 수술을 받았던 것은 유전적 변이 때문에 나중에 암이 발생할 확률이 높다고 보았기 때문이다.

서양의 연구에 의하면 가족성 유방암의 경우 약 30~70%에서, 45세 이전에 발병한 환자의 경우 약 10~18%에서, 비선택적인 유방암 환자에서는 약 3%에서 BRCA 유전자의 돌연변이가 발견되었다. 한국인들에 대한 연구에서 가족성 유방암의 약 21%, 젊은 연령 유방암의 약 11%, 산발성 유방암의 약 2.6%에서 BRCA 돌연변이가 발견

되었다고 알려져 있다.출처 : 한국인 유전성 유방암/분당서울대병원 유방센터 김성원/대한의사협회지

  이처럼 부모로부터 물려받은 돌연변이 유전자에 의해 발생되는 암을 '유전성 암'이라고 한다. 유전성 암은 안젤리나 졸리 사례처럼 암 유전자검사를 통해 발병 확률을 예측할 수 있다는 특징이 있다. 유전자검사를 통해 알아낼 수 있는 유전성 암의 종류는 유방암·난소암·대장암·자궁내막암·피부암·췌장암·위암·전립선암·신장암·갑상선암 등이다. 혈액을 채취해 DNA를 분석NGS : Next Generation Sequencing, 차세대 염기서열분석하는 것이라, 수검자 입장에서는 간단하다.

  권오헌 진료고문(진단검사의학과 전문의)은 "혈액을 분석해서 얻을 수 있는 정보는 일일이 열거하기 힘들 정도로 많다"면서 "건강검진에서도 혈액검사가 기본검사에 들어 있는 건 그 때문"이라고 설명하였다. 권 고문은 "가족 중에 암 환자가 복수로 발생했을 때, 동일한 암이 가족 중 여러 명에게 발생했을 때, 매우 젊은 나이에 암이 발생했을 때, 한 사람이 여러 종류의 암에 걸렸을 때 등에 해당된다면 암 유전자검사를 받는 게 좋다"고 말했다. 가족력이 없고 건강 문제가 없이 양호한데 오직 불안감 때문에 받을 필요는 없다.

  암 유전자검사는 유전성 암을 예측하고자 할 때 유용하지만, 모든 암의 발병 가능성을 알아낼 수 있는 건 결코 아니다. 김한겸 원장(병리과 전문의)은 "유전적 소인이 암 발생에 영향을 미칠 수 있지만 환경적 문제, 생활습관적 문제, 스트레스, 면역력 저하 등 암의 발생 원인은 굉장히 다양하고 복합적"이라고 설명했다. 원인을 특정하기 어려운 경우도 상당하다는 것.

"암 유전자검사 하나로 암을 예방한다는 건 불가능합니다. 암세포는 (인유두종 바이러스로 인해 발생되는 자궁경부암을 제외하고) 정상세포가 어떤 요인들로 인해 변형돼 비정상적으로 증식하는 것이고, 영양분이 공급되는 한 계속 살아남기 때문에 지구상에서 암을 완전히 없앨 순 없어요. 그러나 적어도 과거처럼 암에 걸렸다고 해서 그냥 죽는구나 하고 체념하는 시대는 끝났다고 말씀드릴 수 있습니다."

유전자검사는 암뿐 아니라 유전성 심장질환·뇌혈관질환·뼈대사 질환 등 질환 관련 검사, 약물유전체검사, 피부·탈모·영양소와 관련된 유전적 특징을 확인하는 검사 등 광범위하다. 질병에 대한 위험도를 예측하여 선제적 예방 관리가 가능하게 하는 것은 물론, 개인 맞춤형 치료계획 수립에 사용되고 있다.

암의 경우 유전자 분석을 통해 그 환자에 맞는 표적치료제를 찾아서 적용한다. 과거에는 암이 진행돼 4기로 판정 나고 전이가 진행되면 희망이 없었고, 암 환자들에게 적용됐던 항암제는 암세포뿐 아니라 정상세포까지 죽여서 환자들의 몸이 극도로 쇠약해졌다. 이제는 달라졌다. 요즘 사용되는 항암제들은 암세포만 정확하게 골라내 공격한다. 김한겸 원장은 이런 표적 항암치료제의 개발은 유전자 분석 기술의 발전 덕분이라고 설명하였다.

"유전자 연구는 개인 맞춤 의료 시대를 열어 갈 수 있는 중요한 수단입니다. 내 신체 정보를 정확하게 분석해서 그에 맞는 치료계획을 세울 수 있으니까요. 이걸 동반진단Companion Diagnostics이라고 합니다."

예를 들어 내과에 내원한 환자의 폐 엑스레이에서 종양이 의심돼

조직검사를 실시했는데 암이란 결과가 나왔다면, 이 환자에게 NGS 검사를 실시해서 어떤 유전자 이상이 있는지를 검사한다. 이 검사 결과에 따라서 어떤 약물을 사용하고 어떤 처치를 할지를 결정하는 것이다.

"암에 대한 진단기술과 치료기술 등이 나날이 발전하고 있으므로 막연한 두려움을 갖지 않아도 됩니다. 설혹 암에 걸렸다 해도 충분히 치료해 나가면서 암과 동행하면서 살아갈 수 있다는 마음을 가져야 합니다."

여성 건강에 빨간 신호등
자궁내막증 조기발견과 치료

몸이 주는 신호를 놓치지 말자

30대 직장인 김선우 씨(가명)는 생리할 때마다 심한 골반통과 생리통으로 고생 중이다. 본래 생리통이 심한 편이 아니었는데, 수개월 전부터 심해졌다. 진통제를 약국에서 구입해서 먹으면서 버티고 있다. 주변에서 병원을 가 보라고 권유를 받았지만 바쁘기도 하고 산부인과에 들락거리는 게 썩 내키지 않아 참았다.

어느 날 회사에서 야근하던 중 선우 씨는 몸이 뒤틀리는 듯한 통증을 호소하다 쓰러지고 말았다. 동료들은 다급하게 119에 연락해 선우 씨를 응급실로 옮겼다. 몇 가지 검사를 받은 선우 씨는 자궁내막증 진단을 받았다. 자궁내막조직이 난소로 이동해 혹으로 자라났다는 것(자궁내막종). 의사는 선우 씨에게 오랫동안 아팠을 텐데 왜 병원에 오지 않았느냐면서, 빨리 수술받을 것을 권했다.

난소 절제까지 고려해야 할 정도로 악화된 상태였지만, 선우 씨가 미혼임을 감안하여 최대한 생식기능을 보존하면서 수술을 진행할 것이라고 하였다. 선우 씨는 나중에 결혼하여 혹 임신이 잘되지 않으면 어쩌나 하는 걱정에 잠을 이룰 수 없었다.

자궁내막증은 가임기 여성의 약 10~15%에서 발생되는 비교적 흔한 질환으로, 초경부터 폐경에 이르기까지 모든 연령대의 여성에게 발생할 수 있다. 출처 : 질병관리청 국가건강정보포털 주요 증상으로는 심한 생리통·하복부 통증·성교통 등이 있고, 여성 난임의 주요 원인이기도 하다.

생식내분비질환 중 자궁내막증에 대한 연구를 오랫동안 해온 이병석 원장(산부인과 전문의)은 우리나라 젊은 여성들에서 자궁내막증 발생이 빠른 속도로 증가하는 추세라고 밝혔다.

"과거 의과대학 그리고 전공의 수련받을 때인 1980년대만 해도 자궁내막증 환자를 만날 일이 별로 없었습니다. 그런데 요즘 통계를 보면 가임기 여성의 10% 정도로, 굉장히 높은 발생 빈도를 보이고 있죠. 확실한 이유를 알 수 없으나 연구자들의 연구 결과에 따르면 서구식 생활습관·식습관, 환경호르몬, 유전성 등이 요인으로 작용하는 것으로 유추할 수 있습니다."

이 원장의 설명처럼 자궁내막증이 왜 발생하는지는 정확하게 밝혀지지 않았다. 가장 주요한 원인은 생리혈의 역류이다. 여성이 생리를 하면 생리혈은 질을 통해 몸 밖으로 배출된다. 그러나 일부는 역류해 난관을 통해 복강으로 유입된다. 사실 생리혈의 역류는 자연스러운 현상으로, 역류한다고 해서 모든 여성에게 자궁내막증이 발생하는 건 아니다. 역류했을 때 어떤 특정한 소인들로 인하여 자궁내막증이 생기는 것으로 추정되고 있다. 그 소인들이 이 원장이 설명했던 유전적 소인 (가계 구성원 중 자궁내막증 환자가 있는 경우), 환경적 소인, 면역학적 소인 등이다.

자궁선근증은 자궁내막증과 비슷한 성격의 질환으로, 자궁내막의 기저층이 파괴되어 자궁내막조직이 자궁의 근육층으로 침투해 자궁벽이 두꺼워지는 질환이다. 자궁내막증 환자의 20~30%에서 자궁선근증이 동반돼 나타난다.

자궁을 벗어난 자궁내막조직은 자궁의 근육조직, 난소, 나팔관 등에 붙어서 증식되는 경우가 많으며 배꼽, 제왕절개 반흔, 요도, 방광, 대장 등으로 이동하기도 한다. 이 때문에 복부 팽만 및 통증, 요도폐쇄, 배뇨통, 항문 출혈, 변비 등의 증상이 함께 발생할 수 있다. 자궁내막조직이 드물게 폐까지 침범하는 경우도 있다. 이 원장은 "생리 때마다 객혈을 하는 환자들이 있다"고 하였다.

자궁내막증으로 인해 주변 조직과 유착이 이뤄지면 자궁 형태가 바뀌기도 한다. 본래 앞으로 구부러진 형태의 자궁이 뒤쪽으로 굽어진다든가(자궁후굴증) 난소가 커진다든가 하는 것이다. 이럴 땐 통증 정도가 훨씬 더 심해진다.

> "자궁내막증은 발생 빈도가 높아지고 있음에도
> 진단이 어려운 질환으로 손꼽힌다."

자궁내막증 진단은 복강경 검사를 통해 직접 눈으로 보고 확진하는 것이 필요하지만, 최근에는 질식 초음파, 자기공명영상촬영MRI 검사 방법 등을 통해 임상적으로 의심이 될 때도 진단이 가능하다.

자궁내막증은 발생 빈도가 높아지고 있음에도 불구하고 진단이 어려운 질환으로 손꼽힌다. 젊은 여성들이 산부인과에 가길 꺼리는 경향이 있기 때문이다. 그래서 진단이 늦어지는 데다 재발이 잘되고 진행이 잘되는 특성 탓에 치료하기가 쉽지 않다.

부인과 질환 명의로 EBS〈명의〉에 두 차례 선정된 이병석 원장은 생리통이나 골반통 또는 하복부 통증이 심할 때, 생리량이 과다할 때 반드시 병원에서 진찰을 받아서 자궁내막증 발생 여부를 확인할 것을 권유했다. 사춘기 청소년에서도 발생할 수 있는 만큼 통증을 당연히 여기지 말고 몸이 주는 신호에 관심을 가져야 한다는 것.

"자궁내막증은 여성의 생명을 위협하는 질환은 아닙니다. 그러나 삶의 질을 떨어뜨리는 중대한 역할을 할 수 있는 만큼 방심하지 말고 진료를 받을 것을 권합니다."

적극적인 치료와 추적관찰이 필요하다

자궁내막증이 여성들의 삶의 질을 떨어뜨리는 몇 가지 이유 중 첫 번째는 통증이다. 일상생활에 지장이 생길 정도로 심하게 겪는 사람들도 있다. 통증 때문에 식욕 감퇴, 성욕 저하 등의 현상이 동반되기도 한다. 아픈 것도 서러운데 그 외에 동반되는 현상 때문에 스트레스가 더 가중되는 것.

두 번째는 난임(불임)이다. 자궁내막증이 불임을 초래하는 기전은 확실치 않으나 골반 내 염증을 일으키는 질환이므로 유착으로 인하여 해부학적 구조가 변하게 되어 불임을 유발할 수 있다. 그 외에도 난소 기능 저하와 착상을 방해하는 원인으로 인해 불임을 초래하는 것으로 알려져 있다.

자궁내막증은 어떻게 치료할까? 약물치료, 수술치료, 병행요법 등으로 나뉜다. 약물치료의 경우 호르몬 제제를 복용하는 것이다. 약물치료는 통증을 완화시키는 데 효과적이지만 이미 발생한 결절이나 낭종, 유착 등을 해결하지 못한다. 병이 상당히 진행되었고 난임·불임까지 초래되었을 경우 수술과 (수술 후) 약물치료를 병행하는 방법을 선택하게 된다. 수술은 대부분의 경우 복강경 수술이 가장 일반적이다. 이 원장은 "자궁내막증 환자들은 재발 때문에 여러 차례 수술을 받는 경우가 많은데, 의사들은 가임력 보존을 위해 자궁이나 난소를 보존하는 수술법을 택하고 있다"고 설명하였다.

임신 능력의 보존이 필요한 경우가 많아 자궁내막증의 수술적 치료는 가능한 한 보존적 치료를 하는 경우가 많다. 따라서 재발률이 높은 편이고, 재발률을 낮추기 위해 내과적 약물치료를 하는 경우가 대부분이어서 오랫동안 추적관찰이 필요하다.

이 원장은 자기 환자들 중에 재발을 몇 번 반복했음에도 불구하고 치료를 잘 받아서 임신까지 성공한 케이스가 꽤 있다고 귀띔해 주었다. 이들은 모두 이 원장이 권하는 대로 치료에 충실히 임했고 이후 꾸준한 추적관찰로 재발을 막는 노력을 다한 사람들이다. 아기를 안고 와서 감사 인사를 건넬 때면 주치의로서 가슴이 뿌듯해진다고 했다.

자궁내막증에 걸렸다고 해서 미리부터 낙심할 필요는 없다. 정기적인 검진을 통한 예방과 적극적인 치료, 이 원칙만 지킨다면 자궁내막증으로부터 내 몸을 지키는 건 충분히 가능하다.

100년이 지나도 변하지 않는 것

"TV에서 그렇게 나왔다고요"

"선생님, 호두를 그렇게 먹었는데도 왜 좋아지지 않는 걸까요?"

50대 강병수 씨(가명)는 의사에게 하소연을 늘어놓았다. 의사는 병수 씨가 검진 때 작성한 문진과 검진 결과를 꼼꼼하게 살펴보았다.

건설업계에서 현장 관리자로 일하는 병수 씨는 일이 끝나면 동료들과 함께 술을 마신다. 일주일에 3~4회는 기본인데 주로 먹는 안주는 삼겹살, 돼지껍데기, 곱창 등등이다. 동료들은 찌개를 주문해 밥과 함께 술을 마시지만, 병수 씨는 빈속에

술을 마시길 좋아한다.

술을 마실 때 담배 3~4개비는 꼭 피운다. 술자리가 파하고 돌아가면 새벽 1시가 넘는다. 집에만 도착하면 배가 고파져 라면을 끓여 먹거나 야식을 주문해 먹는다. 피곤해서 먹다가 잠이 들 때가 많다.

그래도 출근은 어김없이 하고 지각도 하지 않았다. 스스로 완벽주의자이고 건강에는 자신이 있다고 생각했다. 그런데 어느 날부터인가 몸이 무겁고 피로감이 심해지기 시작했다. 일하면서 깜박깜박 잊어버리고 느닷없이 심장이 두근거릴 때가 많아졌다. 과거에 비해 소화도 잘되지 않았다.

50을 넘기니 이제 나이 먹은 티가 나는 건 줄 알았던 병수 씨는 때마침 TV 프로그램을 통해 호두에 불포화지방산과 비타민E, 아미노산이 풍부하게 함유돼 있어 두뇌 건강, 동맥경화 예방, 간기능 회복 등에 도움이 된다는 사실을 알게 되었다. 병수 씨는 그 길로 마트에 가서 호두를 잔뜩 사 온 다음 매끼니마다 먹었다. 하지만 피로감이나 심장 두근거림, 건망증은 좀처럼 나아지지 않았다.

병수 씨는 직장인 건강검진에서 현재 상태를 정직하게 반영해 문진을 작성하였다. 검사 후 의사는 병수 씨의 검진 결과를 들여다보았다. 심전도 검사에서 부정맥이 나타났고, 복부 초음파상으로 지방간이 있다고 진단되었다. 간기능 검사에서 나타난 ALT 수치˙는 정상 수치인 1~40IU/L보다 훨씬 높았다. 이 모든 게 잦은 음주와 흡연, 술자리 때 즐겨 먹는 기름진 음식들, 시도 때도 없는 야식이 주요 원인이었다. 의사는 일정 기간 치료를 받을 것과 아울러 식습관을 바꾸고 금주와 금연을 할 것을 권유했다. 병수 씨는 치료를 받겠다고 했지만 "술은 인생의 유일한 낙이라 끊을 생각이 없다"고 고집을 부렸다.

위 사례의 주인공이 과연 건강이 개선될 수 있을까? 그가 원하는 대로 호두처럼 몸에 좋다는 식품을 먹으면 좋아질 수 있을까? 병수 씨와 같은 처지의 사람들은 그가 고민을 해결하길 바라겠지만, 아쉽게도 식습관과 생활습관을 바꾸는 것 외에는 다른 해결 방안이 없다. 즉 술과 같이 몸에 해로운 음식을 안 먹는 것이 답이다.

한때 "바보야, 문제는 ○○이야"라는 문장이 유행한 적이 있었다. 이 문장의 원조는 빌 클린턴 전 미국 대통령으로 알려져 있다. 그는 1992년 당시 미국 대선 때 민주당 후보로서, 재선에 나선 공화당 후보 조지 H. W. 부시 후보에게 "바보야,

---

˙   ALT는 단백질 효소의 한 종류인 알라닌 아미노전이효소로, 간세포 손상 정도를 알 수 있는 지표로 활용된다. 간세포가 손상됐을수록 수치가 증가한다.

문제는 경제야It's the economy, stupid"라는 구호로 맞서서 승리를 거두었다. 이 구호를 들은 미국인들이 부시 행정부가 경제정책을 실패했다는 사실을 상기하고 민주당 클린턴 후보의 손을 들어 준 것이다. 이때부터 "바보야, 문제는 ○○이야"라는 문장이 유행하게 되었다. 문제의 본질을 비껴가고 주변부의 이슈로 진실이 호도되는 상황에서 자주 쓰이고 있다.

"바보야, 문제는 식습관·생활습관이야!"

어쩌면 사례의 주인공에게 "바보야, 문제는 식습관/생활습관이야!"라는 일갈이 필요하지 않을까? 병수 씨의 습관은 하나같이 지방간, 대사장애, 심뇌혈관질환의 주요 원인으로 추정되는 것들이다. 그런데도 그는 진짜 원인은 그대로 두고 다른 방법으로 건강 문제를 해결하려 하고 있다. 그렇게 한다면 멀지 않은 장래에 더 심각한 건강 문제가 야기될지 모른다.

병수 씨가 가진 또 다른 문제는 TV에서 나온 건강 정보를 과신했다는 것이다. 호두가 영양적으로 뛰어난 식품인 건 맞지만 이것 하나로 뇌혈관·심장·간·위장의 이상 증세를 고칠 수 있는 건 아니다. 단언컨대 세상에 그런 식품은 없다. 그런데 생각보다 많은 사람들이 병수 씨처럼 TV나 인터넷상의 건강 정보를 신뢰하고 따르고 있다. 건강과 삶의 질 제고를 위해서는 바람직하지 않은 현상이다.

방송은 진짜 의학 지식과 다를 수 있다. 아무리 의사, 한의사 등과 같은 전문가를 모셔 놓고 방송을 하더라도 말이다. 방송이나 인터넷은 제한된 시간과 공간에서 정보를 나열하므로 편집을 해야 하고, 그 과정에서 정보가 단편적이고 편향적으로 처리될 수 있다. 자극적인 방식의 편집도 적잖다. 그래서 식품 하나가 마치 만병통치약처럼 소개되는 걸 발견하는 게 어렵지 않다.

건강하게, 오래 살고 싶다는 것은 모두의 꿈이다. 그러기 위해서는 건강한 식습관과 생활습관을 만들어 가야 하고, 이상 증세가 있을 땐 전문가를 찾아가 진료를 받아야 한다. 이것이 가장 중요한 기본이다. 건강을 지키기 위한 기본은 100년, 아니 수백 년이 지나도 바뀌지 않는다.

건강기능식품 맹신은 NO, 활용은 OK

"운동은 못 하지만 몸에 좋다는 건강보조식품은 잘 챙겨 먹고 있어요."

우리가 살아가는 이 시대는 마음만 먹으면 다양한 수단으로 건강을 챙길 수 있는 시대이다. 홈쇼핑만 봐도 몸에 좋다는 홍삼, 석류, 종합 비타민제 등 건강기능식품들이 쏟아져 나온다. 사실 우리 국민들의 건강기능식품에 대한 사랑은 대단하다. 집집마다 식탁을 보면 한두 개 이상의 제품이 구비돼 있고, 소비자의 연령대도 낮아져 영유아들을 대상으로 한 제품도 많다.

이처럼 건강 유지에 도움이 된다며 건강기능식품에 의지하는 사람들이 있는 반면에, 일각에서는 그 효능에 대한 부정적인 시선도 존재한다. 음식을 통해 영양을 섭취하는 것이 다른 보조 수단들보다 훨씬 효과적이라는 것. 과연 어떤 관점이 더 옳은 것일까?

이영은 센터장은 "맹신하는 것은 좋지 않지만, 자신의 필요에 맞는 제품을 적절하게 활용하는 건 도움이 될 수 있다"고 답변하였다.

"내 몸 건강을 지키려면 규칙적인 운동을 하고 건강한 식습관을 갖는 게 중요하죠. 햇빛을 많이 쐬고 자연친화적인 음식을 먹고 술/담배는 최대한 줄이거나 안 해야 하고요. 이런 기본을 지킨다는 전제하에서, 미진한 부분들을 건강기능식품을 통해 보충하는 것은 괜찮습니다."

이 센터장은 건강기능식품을 복용하기에 앞서 건강식품과 건강기능식품을 구분하는 게 필요하다고 설명하였다. 먼저 건강식품은 그 기능성을 공인기관으로부터 인정받지 못해 일반식품에 해당한다. 예를 들자면 동충하초, 블루베리, 석류, 쌍화차 등인데 이런 제품들은 법적으로 기능이나 효능을 표시할 수 없게 되어 있다. 설사 식품 원재료 성분에 기능성이 있다 할지라도 원료 추출 방법, 용량 등에 따라 광고 내용과 같은 효과가 있는지 검증되지 않았으므로 건강에 도움이 된다고 볼 근거가 없다.

그에 반해 건강기능식품은 최소한의 과학적 근거가 제시되고 전문가들의 심의에 의해 식약처에서 인정받을 수 있는 제품이다.* 제품에 식약처에서 인증한 마크가 표시돼 있고 원료, 성분, 일일 섭취량도 명기돼 있다.

홍삼을 예로 들면 건강기능식품 표기가 있는 제품이 있고 그런 표기가 없는 제품(일반식품)이 있다. 이를테면 홍삼캔디, 홍삼정과, 홍삼음료는 홍삼 등을 원료로 제조·가공한 일반식품으로 건강기능식품이 아니다. 출처 : 식품안전나라(www. foodsafetykorea.go.kr)

이 센터장은 건강보조식품이 서양에서 서플리먼트supplement, 즉 '보조'의 개념으로 취급되고 있으며, 우리나라는 '건강기능식품'으로 인정하고 있다고 설명하였다. 미국이나 호주, EU에

---

* 기능성 원료는 식품의약품안전처에서 「건강기능식품 공전」에 기준 및 규격을 고시하여 누구나 사용할 수 있는 고시된 원료와, 개별적으로 식품의약품안전처의 심사를 거쳐 인정받은 영업자만이 사용할 수 있는 개별인정 원료로 나눌 수 있다.

서도 건강기능식품 시장은 성장세이며, 건강기능식품을 섭취했을 때 기능적 효과가 나타나 의료비 절감 및 질병 예방에 대한 이익이 있는지를 연구하는 집단들이 있다. 미국의 경우 건강기능식품을 '식이보충제Dietary Supplement'라고 부른다. 의미상 차이가 다소 있긴 해도, 건강기능식품이 건강에 긍정적인 역할을 한다는 사실을 인정하는 것. 「건강기능식품에 관한 법률」과 식품의약품안전처의 고시를 보면 더 명확해진다.

「건강기능식품에 관한 법률」에는 기능성이 "인체의 구조 및 기능에 대해 영양소를 조절하거나 생리학적 작용 등과 같은 보건 용도에 유용한 효과를 얻는 것 (「건강기능식품에 관한 법률」 제3조 제2호)"이라고 정의되어 있다. 식품의약품안전처는 건강기능식품의 기능성에 대하여 "의약품과 같이 질병의 직접적인 치료나 예방을 하는 것이 아니라, 인체의 정상적인 기능을 유지하거나 생리기능 활성화를 통하여 건강을 유지하고 개선하는 것을 말하는 것으로서 ①질병 발생 위험감소 기능, ②생리 활성 기능 및 ③영양소 기능이 있다"고 하였다. 출처 : 식품안전나라

"건강기능식품, 적절하게 활용하면 도움이 된다."

건강기능식품은 의약품은 아니기에 질병의 치료 효과를 기대해서는 안 되지만, 건강 유지 및 증진에 도움이 되는 생체조

절기능이 있다고 인정되므로 적절하게 활용하면 도움이 된다.

"우리나라 사람들은 굉장히 바쁘게 지냅니다. 하루 필수 영양소를 잘 맞춰서 제대로 된 밥상을 차리는 건 말처럼 쉬운 일이 아니에요. 게다가 1인 가구가 나날이 증가하고 있잖아요. 청년층이든 고령층이든 간에 홀로 지내면서 다채로운 식생활을 영위하기란 현실적으로 어렵습니다."

건강을 생각한다면 우리 몸이 필요로 하는 탄수화물, 단백질, 지방, 비타민 14종, 무기질 20여 종 등 40여 종의 영양소를 골고루 균형 있게 식사를 통해 섭취하는 것이 가장 좋다. 그러나 맞벌이 부부가 증가하고 1~2인 가구 비율이 60%가 넘어가다 보니 식사를 다양하게 준비해서 균형 있게 섭취하는 것이 어려워지고 있다. 달고 기름진 음식들을 손쉽게 먹을 수 있는 외식 및 간편식 섭취 등이 증가하고 있다. 이 센터장은 "이런 분들에게는 부족하기 쉬운 비타민과 미네랄을 종합비타민 제제(비타민C 포함된 건강기능식품)를 통해 섭취하는 것이 도움이 된다"고 하였다.

물론 건강기능식품의 제작 방법(동물실험만 했는지, 인체적용시험까지 했는지 등) 차이, 개인의 신체 차이 등으로 인해 사람마다 나타나는 효과는 다를 수 있다. 현재 시중에 출시된 300여 종 이상의 건강기능식품이 건강에 도움이 되는지의 여부에 대해선 전문가마다 이견이 있을 수 있다. 그러나 미국과 호주, EU

등에서 비용-편익 분석을 하여 제시한 보고서에 의하면, 공통적으로 오메가-3는 심혈관계질환 예방, 칼슘과 비타민D를 함께 섭취하면 골다공증 예방(과다섭취는 좋지 않음), 오메가-3·루테인·지아잔틴을 함께 섭취하면 노화에 의한 황반변성 예방에 도움이 된다는 결과가 있다. 따라서 이에 맞게 정해진 용량을 꾸준히 섭취하면 도움이 될 수 있다.

"건강기능식품은 꾸준히 3개월 이상 섭취해야
식품에 표기된 대로 효과가 나타날 수 있다."

그렇다면 건강기능식품을 얼마간 섭취했을 때 질병 발생위험 감소, 생리 활성, 영양소 보충 등과 같은 효과가 있는 걸까? 이 센터장은 건강기능식품은 말 그대로 식품이므로 의약품과 달리 어떤 증상·질환을 치료해 주지 않고, 섭취 즉시 바로 알아챌 만한 효과가 있는 건 아니라고 하였다. 두통약을 먹으면 30분 안에 통증이 사라지는 등 즉각적인 반응을 기대할수 있지만 건강기능식품은 꾸준히 3개월 이상 섭취해야 식품에 표기된 대로 효과가 나타날 수 있는 만큼 이 같은 점을 염두에 두어야 한다는 것.

"식품이니까 의약품처럼 바로 효과가 나타나지는 않아요. 꾸준히 먹지 않으면 효과가 나기 어려운데, 짧게 먹고 효과가 안 난다고 내버려 두다가 유통기한이 지나서 버리는 걸 반복하는 분들이 많아요. 그러면 비용 대비 효과를 누릴 수 없죠. 건강기능식품이 팔리는 것만큼 잘 섭취되는지는 장담하기 어려워요."

건강기능식품을 선택할 때 자신에게 꼭 필요한 제품인지, 기능성에 대한 충분한 과학적 근거가 있는 제품인지 등을 꼼꼼히 따져 보고 섭취하는 게 좋다. 이 센터장은 이것이 말처럼 쉽지 않으므로 의사나 임상영양사 등 전문가와 상담을 통해 자신에게 맞는 제품을 선택할 것을 권했다. 또한 어떤 증상·질환으로 인해 약을 복용하고 있는 경우 반드시 의사와 상의하여 건강기능식품의 종류와 섭취 여부를 결정해야 한다는 점도 당부했다.

"영양소별 궁합과 아울러
가장 적절한 복용 방법을 고려해야 한다."

건강기능식품 섭취를 결심했다면 반드시 고려해야 할 사항이 있다. 영양소 성분별 합을 맞춰야 한다는 것. 성분별로 잘 맞고 혹은 잘 맞지 않는 관계, 즉 '궁합'이 있어서 이를 맞추면 기능적 효과를 잘 누릴 수 있지만, 반대의 경우 제대로 된 효과를 겪지 못할 수 있다. 예를 들어 어류나 미세조류 등에 함유된 오메가-3는 혈액순환 개선 및 눈 건강에 도움을 주는 영양소로서, 우리나라 국민들이 좋아하지만 심혈관계 질환 발생률이 높은 서양에서 특히 선호하는 기능성 원료이다. 눈 건강에 도움을 받고자 할 때는 건조한 눈을 개선해 주는 오메가-3를 단독으로 먹는 것보다, 노인성 황반변성을 예방해 주는 루테인·지아잔틴과 눈의 피로도 개선을 위한 베타카로틴 같은 항산화 성분이나 비타민과 함께 복용하면 시너지 효과를 누릴 수 있다.

칼슘과 철분의 경우 함께 복용하면 흡수를 방해해 안 된다고 한다. 두 미네랄을 동시에 복용하면 흡수가 떨어진다는 건 사실이다. 그런데 이는 칼슘 함량이 고농도일 때 나타나는 현상이므로, 음식에 함유된 칼슘이나 종합 비타민으로 복용한 칼슘이 철분의 흡수를 억제할 가능성은 낮다. 또한 칼슘은 이온 형태의 철의 흡수를 차단하므로 헴철*의 형태로 철분을 섭취한다면 문제될 것이 없다. 다만, 골다공증 예방을 위해 칼슘 보충제를 복용하는 경우에는 6시간 정도 간격을 두고 철분이 함유된 종합 비타민이나 철분 보충제를 복용하는 게 좋다.

영양소별 궁합과 아울러 가장 적절한 복용 방법을 고려한

---

* 헤모글로빈을 효소 처리하고 분리해서 얻은 흑갈색의 분말 또는 과립. 냄새가 없거나 약간 특유의 냄새가 있는 천연 강화제.

다면 좀 더 나은 효과를 기대할 수 있다. 오메가-3의 경우 지용성이라 지방 성분이 있으면 흡수율이 높아지기 때문에 식사 후에 섭취하는 게 좋다. 장 건강에 도움이 되는 프로바이오틱스 유산균은 위 소화 과정에서 사멸되기가 쉬우므로 식전 섭취를 권장한다.

일반인들이 이렇게 건강기능식품 성분과 영양소, 의약품과의 상관관계까지 조율하는 건 불가능에 가깝다. 전문가의 도움이 필요한 영역이다. 그래서 식품의약품안전처는 건강기능식품에 대한 국민들의 높은 관심과 활용 추세를 감안하여 개인맞춤형 건강기능식품 시범사업을 2020년부터 진행하고 있다. 33개 사업자가 규제 샌드박스 승인을 받아서 참여 중이다. 하나로 의료재단에서 '내 몸에 맞는 영양제'를 알고 싶어 하는 사람들을 대상으로 건강검진 결과를 바탕으로 전문 건강·영양 상담 서비스를 하고 있는 것도 같은 맥락이다.

> "건강검진 제때 맞춰서 받으면
> 내 건강에 대한 빅데이터가
> 자연스레 만들어지게 되는 것."

앞으로 소비자들은 점점 더 개인별 맞춤 의료서비스를 원하게 될 것이다. 이를 위해서는 2년에 한 번 진행되는 건강검진이 매우 중요하다. 바쁘다고 빼먹지 않고 제때 맞춰서 받으면 내 건강에 대한 빅데이터가 자연스레 만들어지게 되는 것이다. 이를 바탕으로 취약한 지점들을 알아내서 영양학적으로 보충하고 필요한 치료를 선제적으로 받는다면 보다 건강하고 즐거운 삶을 살 수 있게 될 것이다.

PART 3

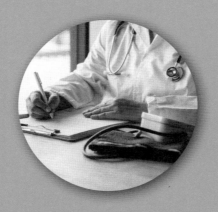

PART 3

하나로 명의들의
건강 비결

규칙적인 운동의 힘

가장 쉽고 효과가 뛰어난 운동, 걷기

40대 직장인 이미선 씨(가명)는 운동에 게으른 사람이다. 건강을 유지하려면 운동을 하는 게 필요하다는 걸 알면서도 바쁘다는 핑계로 하지 않는다. 그와 반대로 운동에 열정적인 남편이 함께 하자고 손을 내밀어도 귀찮아서 미루기 일쑤였다.

어느 날 미선 씨는 건강검진 결과를 보고 적잖이 충격을 받았다. 단백뇨와 복부비만이 있고, 공복혈당은 121mg/dL로 나왔기 때문이다. 이후 미선 씨는 다른 날을 잡아 혈당 검사를 다시 받았지만 수치에 큰 변화는 없었다. 공복혈당 정상 수치는 100mg/dL 이하, 식후 2시간 혈당 정상 수치는 140mg/dL

이하이며, 공복혈당(8시간 금식 후 측정)이 126mg/dL 이상이면 당뇨병에 해당한다. 미선 씨의 공복혈당 수치는 100~125mg/dL로, 공복혈당장애라는 결과가 나왔다.

병원에서는 당뇨 전 단계에 해당하므로 식습관을 개선하고 꾸준한 운동을 할 것을 권유했다. 남편은 당장 뭐든지 시작해야 한다고 성화를 부리는데, 미선 씨는 할 줄 아는 운동이 없어서 어떻게 해야 할지 고민이 되었다.

미선 씨처럼 운동의 필요성을 느끼지만 어렵게만 느끼는 사람에게 추천할 만한 운동이 무엇일까? 걷기이다. 지금 바로 운동화를 신고 밖으로 나가면 할 수 있는 쉬운 운동이기 때문이다. 쉽고 편한 운동이면서 효과가 뛰어나다는 강점도 있다. 꾸준한 걷기 운동을 하면 심혈관질환 예방에 도움이 된다는 사실이 여러 연구에서 입증되었다.

미국 매사추세츠 대학교 애머스트의 어맨다 팔루치Amanda Paluch 교수팀의 연구 결과, 60세 이상 고령자는 일일 걸음 수와 심혈관질환 발병 여부가 연관성을 보였다. 하루에 6천~9천 보를 걷는 노인은 2천 보를 걷는 노인에 비해 심장마비와 뇌졸중 등 심혈관 문제를 겪을 위험이 40~50% 낮았는데, 위험도는 더 많이 걸을수록 점진적으로 낮아졌다. _{출처 : 하루 '이만큼'} 걸어보세요… 심혈관질환 예방/헬스조선/2022.12.23.

비슷한 연구 결과는 더 있다. 마찬가지로 《서큘레이션 Circulation》에 게재된 연구 결과인데, 미국 터프츠대학교 영양 과학 및 정책 대학 대리우시 모자패리언Dariush Mozaffarian 교수 팀의 연구 결과, 활동적으로 생활하는 사람들에게서 심장마비와 뇌졸중 발생 위험이 현저히 낮아졌고, 좀 더 빠르고 길게 걷는 사람들은 좀 더 느리고 짧게 걷는 사람들에 비해 관상동맥질환·뇌졸중·심혈관질환 발생 위험이 낮았다. 잔디 깎기, 정원 손보기, 자전거 타기 등 레저활동을 하는 사람들은 그렇지 않은 사람들에 비해 관상동맥질환, 뇌졸중, 심혈관질환 발생 위험이 낮았다. 출처 : 70대 운동은 '빨리 걷기'가 최고/사이언스타임즈 (sciencetimes.co.kr)/2015.11.23.

걷기 운동은 건강을 지키고 질환을 예방하는 데 상당한 도움이 된다. 위의 사례자처럼 운동을 해보지 않아 거부감이 있다면, 처음엔 2천~3천 보 정도로 시작해 1천 보씩 점진적으로 운동량을 늘려 가는 방식을 추천한다. 천천히 걷는 것도 좋지만 속도를 조금 붙여 빠르게 걷는다면 더 좋은 효과를 누릴 수 있다.

또한 걷기 운동에 앞서서 근력 운동을 시행하는 것이 좋다. 운동을 하지 않았던 사람들은 근육량이 부족하므로 처음부터 과하게 운동하면 근육에 무리를 줄 수 있다. 가벼운 스트레칭으로 몸을 풀고 스쿼트와 아령 운동과 같은 근력 운동으로 팔

다리 근육 강화에 신경을 쓰도록 한다. 이런 준비운동은 초심자 기준으로 10~15분 정도만 되어도 충분하다. 날씨가 추워지는 겨울에는 인대와 근육이 수축되기 쉬운 만큼 준비운동에 더 신경을 써야 한다.

하나로 의사들이 즐기는 출퇴근 운동법

하나로 의료재단에서 일하는 의사들은 어떤 운동을 할까? 많은 사람들의 건강을 보살피는 전문가들답게 건강의 중요성을 인지하고 틈틈이 시간을 내어 규칙적인 운동을 하고 있다. 헬스·필라테스·골프·검도·테니스 등등 운동 방법은 다양했는데, 가장 많은 의사들이 공통적으로 답한 운동은 걷기였다. 이병석 총괄원장(산부인과 전문의)은 '출퇴근 걷기'를 꼽았다.

"출퇴근 때 대중교통을 이용합니다. 그래야 많이 걸을 수 있거든요. 특히 회사 건물에 도착하면 계단으로 걸어 올라갑니다. 퇴근할 때도 마찬가지고요. 하루에 못 해도 400~500계단은 족히 걸어 올라갑니다."

이 원장은 출퇴근 걷기와 함께 헬스와 골프, 식단조절을 한다. 이렇게 몸 관리를 하니 1년 동안 체중이 4~5kg 줄었다고 한다. 그는 지금처럼 '일하는 삶'을 지속하고 싶다면서, 일상생

활 속에서 많이 걷고 가벼운 운동을 해 나간다면 건강을 지킬
수 있다고 강조했다.

> "걷기는 운동으로서 효과가 있고,
> 생각을 정리하고 마음을 수양하는 데에도 효과적이다."

출퇴근 시간을 활용한 걷기 운동을 강조한 의사들 중에는
권오헌 진료고문(진단검사의학과 전문의)도 있다. 권 고문은 "건강
하고 싶다면 매일 BMW^{Bus, Metro, Walking}를 해야 한다"고 했다.

"저는 남들처럼 특별한 운동이라고 할 만한 걸 하진 않습
니다. 골프를 치지도 않고 체육관에 다니지도 않지요. 그러나
음식은 가리는 것 없이 잘 먹고 걷기를 많이 합니다. 일부러
자가용을 이용하지 않고 지하철로 다니는데, 집에서 지하철
역을 거쳐 사무실까지 왕복 4km 조금 넘는 거리를 매일 걷고
있어요. 걸을 때 운동 효과를 높이려고 속도를 조절하면서 이
곳, 저곳을 걷다 보니 매일 15,000보 정도를 걷는 편입니다."

그 외에도 권 고문은 경복궁, 창경궁 등 여러 고궁과 청계
천 광장에서 동대문디자인플라자까지 왕복 걷기를 자주 한
다. 시간이 나는 대로 서울의 이곳저곳을 걷고, 국내든 외국
이든 여행을 가서도 되도록 걷기를 많이 하려고 노력한다고
했다.

"걷기는 운동으로서 효과가 있고, 생각을 정리하고 마음을 수양하는 데에도 효과적이에요. 칸트나 니체와 같은 철학자들이 찬찬히 걸으면서 사색을 즐겼던 걸 보면 알 수 있지요. 발걸음을 옮길 때마다 변화하는 풍경에 마음을 맡기다 보면 평온함을 되찾을 수 있습니다. 걷기는 번잡한 삶을 살아가는 현대인들이 몸과 마음을 함께 관리할 수 있는 최적의 방법이라 생각합니다."

"때때로 머리를 텅 비우는 것이
복잡한 세상을 살아 내는 방법 중 하나이다."

한봉희 원장(내과 전문의)은 퇴근 후 생각을 비우고 걷는 걸 생활화하고 있다고 하였다.

"아무 생각 없이 몇 킬로미터씩 거리를 헤매며 걸을 때 그날의 스트레스가 해소되더라고요. 그러다 보니 거의 매일 무작정 걷는 것이 습관화되었습니다."

한 원장은 요즈음 유행하는 '불멍', '물멍'과 같은 말에서도 알 수 있듯이 때때로 머리를 텅 비우는 것이 복잡한 세상을 살아 내는 방법 중 하나라고 생각한다고 했다. 거리 풍경을 무심하게 바라보면서 아무 생각 없이 걷는 것이 정신건강에 유익하다는 것이다. 그는 육체적 건강은 마음 건강에서 비롯될 수

도 있으므로 목적 없이 거리를 헤매듯 걷는 것을 계속 생활화
하겠다는 의지를 밝혔다.

유필문 원장(영상의학과 전문의)은 본래 등산 마니아였는데,
걷기 운동으로 방향을 전환했다고 했다. 오랫동안 등산을 통
해 자연경관을 즐기고 체력을 단련해 왔으나 최근 들어 무릎에
통증이 생기면서 걷기 운동과 필라테스를 하게 되었다는 것.

"걷기는 허리와 무릎 근육을 강화하는 데 참 좋은 운동입니
다. 저는 도움을 많이 받았어요. 그런데 걸으면서 통증이 심
하다면 계속 강행해서는 안 되고, 병원에 가서 통증의 원인을
찾고 그에 맞는 치료를 받아야 합니다. 이를테면 평발이나 요
족(발등이 정상보다 더 위로 올라오는 형태의 발)의 경우 통증을 참고
걷기를 지속하면 디스크가 생길 수 있습니다. 이런 경우가 아
니라면 걷기 운동은 좋은 운동법입니다."

"스틱을 양손에 쥐고 걷는 노르딕 워킹은
운동 효과가 일반 걷기 운동보다 뛰어나다."

걷기 운동은 누구나 쉽게 시도할 수 있고 효과 또한 좋은
운동법이다. 특별한 장비나 장소가 필요하지 않고 어디서든
할 수 있다. 운동 시간도 조절하기가 수월하다. 이렇게 장점
이 많은 운동이지만 누군가에게는 신체에 무리가 될 수 있다.

이런 이들은 일반 걷기 운동이 아닌 노르딕 워킹Nordic Walking을 할 것을 권한다. 하나로 의료재단에서는 김한겸 원장(병리과 전문의)이 매일 출퇴근 시에 노르딕 워킹을 한다.

노르딕 워킹이란 스틱을 양손에 쥐고 걷는 방법이다. 눈이 많이 오는 북유럽 지역의 크로스 컨트리 스키(눈 덮인 언덕이 있는 코스를 스키와 폴을 이용해 달리는 경기) 선수들의 여름 훈련 과정에서 발전되어 나온 스포츠로, 유럽 전역과 미국에 보급되면서 전 세계적으로 확산되었다. 우리나라에는 2007년부터 도입되었다.

노르딕 워킹의 운동 효과는 일반 걷기 운동보다 뛰어난 것으로 알려져 있다. 일반 걷기 운동은 하체 운동 위주인데, 노르딕 워킹은 상·하체를 모두 이용해서 걷기 때문이다. 신체 근육의 90% 이상을 사용한다고 한다.출처 : 사단법인 한국노르딕워킹연맹(knwf.or.kr)

노르딕 워킹에 사용되는 스틱은 등산용 스틱이나 스키용 폴과 얼핏 비슷해 보이지만 다르다. 손잡이 부분에 '트리거'라는 장갑 모양의 장치가 부착돼 있고, 스틱 끝에는 '러버'라는 이름의 도톰한 고무가 붙어 있다. 트리거는 손목과 손바닥의 활용도를 높이기 위한 목적이고, 러버는 지면에서 전해지는 충격을 줄이고 지지력을 높여 주기 위한 목적의 도구들이다. 그래서 노르딕 워킹을 하면 일반 걷기보다 자세를 잡기가 좋고, 허리·무릎·엉덩이·발 등 신체에 가해지는 부담이 줄어든다.

김한겸 원장은 아침저녁 직장인으로 빼곡한 지하철에 스틱을 들고 오간다. 생활체육지도자 1급 자격과 검도 7단 연사 자격을 보유하기도 한 김 원장은 노르딕 워킹이 무릎 관절이나 근육이 다소 약해도 할 수 있는 운동이라고 설명했다.

"오래전엔 심장병 환자에게 일, 운동하지 말고 무조건 쉬라고 했습니다. 휠체어를 탄 사람은 하고 싶은 일을 포기해야 했고요. 그러나 이젠 아닙니다. 몸이 아프거나 불편한 사람들도 자신에게 맞는 운동을 찾아서 할 수 있는 시대가 됐어요. 휠체어를 타고도 얼마든지 검도를 할 수 있어요. 의료도 개인 맞춤으로 바뀌듯 운동 역시 개인 맞춤으로 하는 거죠."

김 원장은 자신에게 맞는 운동법을 찾기 위해서는 타인의 시선부터 버리라고 조언하였다. 남들의 눈높이에 맞추거나 그들의 시선을 의식해 운동을 할 필요가 없다는 것.

"출퇴근 지하철에서 스틱을 이용해 네 발 걷기를 하면 사람들이 쳐다봅니다. 등산도 아닌데 왜 저렇게 걸을까 하는 호기심일 겁니다. 그런 걸 의식할 필요는 없다고 생각해요. 내가 건강하게 살기 위해서 하는 거니까요."

김 원장은 노르딕 워킹으로 하루 평균 2만 보 정도 걷는다고 했다. 그리고 검도를 통해 땀을 흠뻑 빼기, 충분한 숙면, 편식하지 않고 골고루 먹는 식습관, 취미생활을 즐기는 것 등을 건강 비결로 꼽았다. 신나게 운동하고, 좋아하는 취미생활을 즐기며, 잘 먹고 잘 자면 몸과 마음이 건강해질 수 있다는 것. 너무나 당연하고 평범한 방법이지만 사실 이것이 값비싼 영양제나 보약보다 100배는 더 좋은 건강 노하우이다.

지금 어떤 운동을 해야 할지 고민인 운동 초보자가 있다면 하나로 의료재단 의사들이 가장 많이 추천한 '걷기 운동'을 해보자. 이렇게 쉽고도 효과 만점인 운동조차 실천하지 않으면서 건강할 방법을 궁리하는 건 아무 의미가 없다. 세계적인 리더십·자기계발 전문가인 로빈 샤르마Robin Sharma의 말처럼 오늘 운동을 위해 시간을 내지 않으면 언젠가 병 때문에 시간을 내게 될지도 모른다.

좋아하는 걸 마음껏 좋아하는 즐거움

마음과 몸은 상호작용한다

노철웅 씨(가명)는 근래 들어 불면증으로 고생 중이다. 잠을 자기 위해 잠자리에 들기 전 포도주를 한 잔씩 마셔도 정신은 말똥말똥했다. 집안이나 회사에 고민할 만한 문제도 없는데 이상했다. 뿐만 아니라 시도 때도 없이 머리가 아파 왔고 무기력감, 허무함, 우울감도 심해졌다. 어떨 땐 자신도 모르게 눈물이 툭 떨어지기도 했다. 식욕이 떨어져 식사를 게을리했더니 체중이 줄어들었다. 혹시나 건강에 문제가 생긴 게 아닌가 싶어 병원을 찾아 종합검진을 받았지만 건강 상태는 양호했다. 그렇다면 도대체 왜 이러는 걸까?

고민하던 철웅 씨는 친구와 대화를 나누었다. 친구는 그에게 상담을 권유하면서 자신 역시 비슷한 현상 때문에 상담을 받았는데 많은 도움이 되었다고 했다. 철웅 씨는 친구가 알려준 의사를 만나 이런저런 이야기를 털어놨다. 철웅 씨의 기나긴 이야기를 주의 깊게 들은 의사는 그에게 스스로를 돌아보라는 말과 함께 좋아하는 일을 해보라는 조언을 해주었다. '좋아하는 일이라…….' 의사의 말을 곱씹던 철웅 씨는 그제야 자신이 뭘 좋아하는지도 모르고 살아왔던 지난날의 문제를 자각하게 되었다.

철웅 씨는 사회적으로 봤을 때 성공한 사람이었다. 어려운 가정형편을 극복하고 명문 대학교에 진학하였고 졸업 후 대기업에 입사해 사원부터 착실하게 단계를 밟아 임원까지 올라갔다. 마음속엔 오직 성공해서 가족을 넉넉하게 살게 해주겠다는 목표 하나뿐이었다. 자신을 돌아볼 틈이 없었고 그럴 생각조차 하지 못했다. 그래서 목표를 다 이룬 지금 만족감은커녕 허무함과 공허함을 느끼게 되었던 것이고, 이런 마음 상태가 몸으로 드러났던 것이다.

철웅 씨는 의사의 조언대로 자신이 좋아하던 일이 무엇이었는지 기억을 더듬어 보았다. 그림을 그리는 걸 좋아했으나, 부모님의 권유에 따라 경영학과에 진학하면서 포기했던 게 떠올랐다. 이후에도 치열하게 사느라 하고 싶은 일을 할 겨를

이 없었다. 그는 화방에 가서 물감과 붓, 스케치북을 사면서 이제부터는 자기 마음이 이끄는 대로 살아 봐야겠다고 결심했다.

> "건강한 몸에 건강한 정신,
> 건강한 정신에 건강한 몸."

50대에 들어서면서 철웅 씨와 같은 몸 상태를 느끼는 사람들이 있다. 검진을 받아도 별다른 이상이 발견되지 않는데 당사자는 신체적 어려움을 호소하는 것이다. 특별한 일이 없는데도 기분이 공허하고 허무해지고 피로감, 집중력 감퇴, 무기력 등을 느낀다. 식욕 부진, 체중 감소, 불면증 등과 같은 신체 반응도 나타난다. 이런 걸 보면 "건강한 몸에 건강한 정신Mens sana in corpore sano"이라는 서양의 격언은 반대로도 유효하단 생각이 든다. 즉 건강한 정신이어야 건강한 몸도 가능해진다.

많은 전문가들이 신체 건강과 마음 상태의 상호작용을 연구하고 있다. 몸과 마음의 상호 연결성에 대해 과학적으로 명명백백히 밝혀진 건 아니지만, 여러 연구에 의해 상호작용이 있다는 사실이 확인되었다.

스위스 취리히 대학교와 독일 드레스덴 공과대학 및 막스 플랑크 빛과학연구소는 우울증과 혈액세포·면역세포 사이의 연관성을 알아보는 연구를 함께 진행하였다. 대상자는 우울증을 앓고 있는 69명과 우울 증상이 없는 70명이었다. AI 딥러닝 방식을 이용해 참가자들의 1,600만 개 혈구 이미지를 스캔하고 혈구의 기능과 모양에 따라 분류해 분석했는데, 그 결과 우울증을 장기간 앓은 사람의 단핵구·림프구·호중구 등의 면역체계 세포가 변형되기 쉽고 불안정한 상태를 보이는 것으로 나타났다. 우울증으로 스트레스 호르몬 글루코코르티코이드가 분비돼 세포를 변화시키고 염증을 일으키는데, 이로 인해 면역세포의 세포막이 변형돼 제 기능을 하지 못해 질병이 유발될 수 있다는 것이다. 출처 : "우울증, ○○ 세포 변형시키기도"/헬스조선뉴스/2022. 4. 20.

우울증으로 인한 면역체계 손상은 미국 오하이오 주립대학교의 연구에서도 밝혀진 바 있다. 오하이오 주립대학교 리낸 맥과이어Lynanne McGuire 박사가 정신과 의학저널《이상심리학 저널Journal of Abnormal Psychology》에 발표한 연구에 따르면, 가벼운 우울증이라도 면역체계를 억제해 몸이 아프게 될 수 있다고 한다. 그는 연구자들과 함께 평균 나이 72.5세인 78명의 성인들에게 연구 시작 시점과 18개월 후에 검진 및 정신평가를 실시하였다. 대상자들 중 절반이 약간 넘는 인원이 치매에 걸린 배우자를 두고 있었는데, 이들 중 22명(배우자를 돌보는 입장 15명 + 돌보지 않는 입장 7명)에게 우울증이 있음을 확인하였다.

18개월 후 검사에서는 우울증 군에 속한 사람들은 우울증이 없는 군에 속한 사람들보다 T세포(면역세포인 자연살해세포의 한 종류) 숫자가 15%나 적게 나타났다. 출처 : 우울증, 면역력 악화시켜/한국과학

기술정보연구원(www.kisti.re.kr) 해외과학기술동향/2002.2.22.

　우리나라에서도 우울증과 불안장애가 면역기능의 이상과 연관이 있다는 연구 논문들이 여러 차례 발표되었다. 이 같은 사례들은 우리가 몸 건강을 보살피는 것만큼이나 마음 건강을 보살피는 것도 중요하다는 사실을 깨닫게 해준다. 그러므로 위의 사례자처럼 마음이 힘들어서 몸으로 나타나는 상황이라면 앞으로 어떻게 해야 할지 고민해 볼 필요가 있다.

내 마음 보송보송 관리법

　내가 내 마음을 몰라주면 마음의 병이 생길 수 있고, 이는 신체 건강에도 일정 부분 영향을 미칠 수 있다. 그래서 내 마음을 알아주고, 내가 좋아하고 하고 싶은 일을 하는 건 무척 중요하다. 하나로 의료재단 의사들 중에는 자신이 원하는 취미활동을 즐김으로써 삶의 질을 더욱더 높여 가면서 살아가는 이들이 있다.

　이철 명예원장과 김한겸 원장은 사진을 찍는 취미를 즐긴

다. 이철 원장의 경우 풍경 사진을 찍는 걸 좋아한다. 멋진 풍경을 찍기 위해 여행을 곧잘 떠난다. 자신이 찍은 사진으로 달력을 제작하고 사진 작품을 연세대학교 세브란스병원에 기증하기도 했다. 앞으로도 체력이 허락하는 한 사진 활동을 열심히 해 나갈 생각이다.

김한겸 원장의 사진은 독특하다. 그는 '현미경 사진작가'로도 불리는데, 이는 그가 찍은 사진들 중에 세포가 있기 때문이다. 병리학자로서 하루 종일 현미경으로 세포를 들여다보던 중, 빨간색과 파란색 시약으로 염색된 세포들에서 다양하고 독특한 모습이 포착되면 사진으로 촬영한다. 여러 장을 찍은 다음 가장 자신의 느낌에 맞는 사진을 골라 상상한 이미지와 부합되도록 컴퓨터를 통한 보정작업을 거친다. 그의 손을 거치면 무시무시한 암세포도 친숙하고 재미있는 이미지로 변화한다.

그가 처음 이 작업을 하게 된 건 의과대학생들에게 질병에 대한 이해를 도와주기 위해서였다고 한다. 지금까지 모은 세포 사진은 수만 장에 달한다. 이 같은 이색적인 사진 찍기는 매일 쳇바퀴 돌 듯 돌아가는 검사실 업무에 더욱 활기를 불어넣어 주었다.

세포 사진 외에 세계 곳곳을 다니면서 풍경 사진도 찍는다. 김 원장은 다양한 사진 작품을 가지고 이미 수차례 전시회를 개최했으며, 작품 판매 수익금은 전액 기부하였다. 앞으로도 전시회를 하면 수익금을 모두 기부할 생각이다.

"한 번뿐인 인생을 후회 없이 살려면 바로 지금 이 순간을 잘 살아 낼 수 있어야죠. 그걸 도와주는 게 취미생활이라 생각합니다. 거창하게 생각할 것 없이 자신이 좋아하는 소소한 행위들을 취미로 살려 보세요. 정신건강에 많은 도움이 될 것입니다. 정신이 건강해지면 당연히 몸 건강에도 좋죠."

이철 원장과 김한겸 원장의 사진 취미는 자신의 마음을 채울 뿐 아니라 타인의 마음과 필요를 채워 주는 역할을 하고 있다. 이런 취미생활을 할 수 있다면 생활에 활력이 될 뿐 아니라 삶의 의미를 되찾는 데에도 많은 도움이 될 것이다.

"삶에 활력과 의욕이 떨어졌다면
자신이 좋아하는 길 찾아 새로운 도전을."

유필문 원장은 취미를 사업으로 발전시킨 케이스이다. 그는 스페셜티 커피 브랜드 '솔리드스트라이프'를 운영하고 있다. 본래 커피를 좋아하던 그가 커피 사업의 세계로 뛰어들게 된 계기는 2001년 도미니카공화국의 시바오Cibao 지역 커피농장을 방문했던 것이었다. 한국에서 전혀 맛볼 수 없었던 커피 맛을 본 이후 그의 인생 후반전 계획은 180도로 바뀌었다.

2004년 그는 국내 최초로 도미니카산 원두를 공수해 와 로스팅을 시작했고, 2008년에는 게이샤 커피를 처음으로 도입해 왔다. 우리나라에 로스팅 문화가 자리 잡기 전이었다는 걸 감안하면 대단히 앞서 나간 것이었다.

현재 유 원장은 영상의학과 전문의이자 커피공방 운영자로서의 삶을 살아가고 있다. 쉬는 날이면 집에 사다 둔 여러 종류의 원두를 내려 보면서 맛을 연구한다. 유 원장의 성공 스토리는 좋아하는 일에 몰입하면 새로운 진로를 개척할 수도 있음을 아주 잘 보여 주는 사례라 하겠다.

홍두루미 원장은 2005년부터 시작한 댄스 스포츠를 꾸준히 하고 있다. 본래 댄스 스포츠에 관심이 있었는데 영국에 연수를 갔던 시절, 그곳에서 댄스 스포츠를 접했고 우리나라로 돌아와 본격적으로 배움의 길에 들어섰다. 그는 댄스 스포츠를 배우기 전과 후가 많이 다르다고 했다. 그전까지만 해도 병원에서 업무를 마치면 집으로 돌아가서 지쳐 쓰러지기 일쑤였는데, 댄스 스포츠를 시작한 후부터는 퇴근 후 새로운 활력에 들뜨게 되었다는 것. 프로선수들과 파트너가 되어 경연대회에 여러 차례 출전하였고, 현재 무릎 관절 때문에 주의를 요하긴 하지만 앞으로도 계속 댄스 스포츠를 즐길 생각이란다.

"무엇보다 스트레스를 해소하는 데 많은 도움을 받았어요. 몸 건강, 마음 건강 함께 챙길 수 있게 된 거죠. 그리고 새로운 걸 배우고 도전하는 기쁨도 느낄 수 있게 되었어요. 배움과 도전만큼 설레는 것도 없잖아요. 삶에 활력과 의욕이 떨어져 괴로운 분들이 있다면 자신이 좋아하는 걸 찾아 새로운 도전을 하길 권합니다.”

어떻게 하면 마음 건강을 잘 보살필 수 있을까? 복잡한 심리 이론을 동원하지 않더라도 우리는 이미 그 답을 알고 있다. 내 마음이 말하는 소리에 귀를 기울이고, 진짜 하고 싶은 일을 찾아서 적극적으로 행해야 한다. 이 세상은 내가 하고 싶은 일보다는 해야 할 일 천지이다. 해야 할 일은 대부분 내 삶의 기본 생활 영위와 관련돼 있으므로 마땅히 해내야 한다. 그것에 매진할 수밖에 없지만, 그렇다고 해서 마음을 외면해서는 안 될 터이다. 욕구를 알아채고 존중하며 건강하게 해소할 때 마음 건강을 지킬 수 있고, 그런 마음이 담긴 신체 역시 건강해질 수 있다.

“건강은 육체적·정신적·사회적으로 완전히 안녕wellbeing한 상태를 말하며 단순히 병이 없는 상태를 의미하는 것은 아니다.”(1946년 건강에 대한 WHO의 정의)

목숨 다할 때까지 배우기

위대한 학자들의 건강 비결

존 듀이John Dewey, 1859~1952는 미국의 실용주의 철학자이자 교육학자이다. 그는 교사 중심의 주입식·기계식 교육을 비판하면서 교육 대상자인 아동을 중심으로 한 교육이 이뤄져야 한다고 주장하면서 미국에 실용주의 교육을 주창하였다.

그는 평생토록 공부를 게을리하지 않았던 것으로 유명하다. 90세 생일파티에서 "연로한 나이에도 불구하고 정열적으로 살 수 있는 비결이 무엇인가요?"라는 질문을 받고 "나는 또 다른 산을 보기 위해 산에 오른다네. 자네도 산에 올라 보게."라는 말을 남겼다. 한결같이 학문에의 도전정신을 유지했던 것이 건강 비결이라고 답한 것이다. 어느 정도 경지에 이르면 도전을 중단하고 그때까지 쌓아 온 지식과 경험으로 살아가려는 이들에게 듀이가 보여 준 삶의 태도는 귀감이 된다.

다산 정약용1762~1836은 조선 후기를 대표하는 실학자이다. 거중기를 개발하여 수원 화성을 만드는 기간을 단축시켰고 《목민심서》,《흠흠신서》,《경세유표》 등을 비롯해 500여 권의 저서를 남길 정도로 왕성한 연구와 집필 활동을 벌인 것으로 유명하다.

정약용은 정조의 총애를 받았으나 정조가 승하한 이듬해에 천주교 박해에 휘말려 18년간 경상도 장기(지금의 포항)와 전남 강진 등에서 귀양 생활을 했다. 가문이 풍비박산이 났다는 정신적 충격, 고문과 유배 생활로 인한 신체적 고통에, 음식마저 입에 맞지 않아 유배 초반부터 상당히 고생했다. 그럼에도 마음을 다스리고 학문에 정진하면서 고달픈 유배 기간 동안 많은 책을 집필하였다. 당시 정치적 상황에서 정약용은 자신이 다시 조정에 복귀할 수 있을지 낙관할 수 없었음에도 학문 연구에 게으름을 부리지 않았다. 많은 연구가들은 정약용이 오랫동안 유배 생활을 했음에도 75세까지 장수할 수 있었던 건 왕성한 학문 연구 활동 덕분이라고 평가하고 있다.

이처럼 동서양 역사에서 배움과 학문에의 열정 덕분에 건강을 유지하고 장수했던 학자들 사례를 찾는 건 그렇게 어려운 일이 아니다. 배움과 학문에의 열정이 어떻게 건강 비결이 되는 걸까?

"적절한 학습이 뇌 건강 유지에
도움이 된다는 연구 결과가 많다."

공부는 무엇보다 뇌 건강을 유지하는 데 도움이 된다. 우리 뇌에는 1천억 개 정도의 뉴런이 있는데, 이것은 우리 몸의 내외부에 존재하는 자극을 전달하는 역할을 한다. 사람이 학습 행위를 통해 생각을 많이 할수록 뉴런은 흥분한다. 뉴런은 한 번 손상되면 다시 회복되지 않지만, 많이 사용할수록 활성화된다. 많이 사용하면 뉴런 축삭돌기 끝의 가지들이 많아져 회로가 치밀해지고, 반대로 사용하지 않으면 회로가 점차 사라진다고 한다.

적절한 학습이 뇌 건강 유지에 도움이 된다는 연구 결과가 많다. 그중 《심리학 프론티어Frontiers in Psychology》 저널은 노년기에 외국어 공부를 하면 뇌 노화를 늦출 수 있다는 연구 결과를 발표한 바 있다.

러시아 고등경제대학교와 영국 노섬브리아 대학교 공동 연구팀은 60세 이상 건강한 성인 63명을 대상으로 뇌의 기능을 보호하는 능력인 인지예비용량*을 조사하는 설문지를 작성하게 하고, 이어서 플랭커 과제**를 함께 수행하도록 했다. 그 결과 외국어를 사용할 줄 아는 참가자일수록 플랭커 과제에서 높은 성과를 보였는데, 오래 공부한 사람일수록 더 좋은 결과가 나타났다. 출처 : 나이 들어 외국어 공부하면 뇌 노화 늦춘다/주간조선/2022.4.28. 학습 활동을 꾸준히 하면 뇌 인지예비용량을 높여서 노화를 늦추고 뇌질환을 예방하는 데 도움이 된다는 걸 잘 알려 준 연구 결과라 할 수 있다.

의사들의 뇌 건강 관리, 독서와 청강

하나로 의료재단 의사들 중에 독서와 강연을 취미로 꼽는 이들이 있다. 장준 원장(내과 전문의)은 스트레스를 해소하는 방법을 묻는 질문에 휴식, 운동과 함께 '신앙 서적 읽기'를 꼽았다.

"의사들은 하루 종일 아픈 사람들을 상대하므로 스트레스

---

* 　질병이나 노화 등으로 뇌기능이 저하됐을 때 뇌구조의 반응능력. 이 능력이 높으면 뇌에 병리적 문제가 발생해도 치매 등 뇌질환 발병 위험을 낮출 수 있다.

** 　주의력 및 집중력 등 뇌 기능 테스트

가 은근히 많은 편입니다. 대체로 보람을 느끼지만 인간의 한
계도 많이 느끼는 직업입니다. 그래서 마음의 평정을 유지하
는 게 숙제인데요. 기독교 신앙 서적을 읽음으로써 마음에 안
정을 찾고 위로도 얻고 있습니다."

장 원장이 즐겨 하는 또 다른 취미는 TED 강연 시청과 사
회학 서적 독서이다. TED Technology Entertainment Design는 세계적
인 명사들의 재능기부 강연으로, 다양한 지식과 살아 있는 경
험을 청취할 수 있어 인기가 높다. 강의 시간은 18분으로, 청
취자들의 부담이 적다.

"TED는 짧은 시간에 많은 것을 배울 수 있다는 게 매력적
입니다. 강연을 보고 나면 뇌가 밝게 깬다는 느낌이 들어 좋아
요. 다채로운 지식을 배우고 영어 공부도 할 수 있다는 점에서
일석이조라 할 수 있습니다."

장 원장은 사람들이 살아가는 세상이 어떤 원리로 굴러가
는지에 관심이 많다고 했다. 사회학 책 읽기는 세상에 대한 관
심의 일환이다. 그는 사회학 책을 읽으면 미처 몰랐던 통찰과
함께, 보다 나은 세상을 만들기 위해 어떤 노력을 하면 좋을지
를 고민하게 된다고 밝혔다.

엄춘식 센터장(가정의학과 전문의)은 장준 원장과 마찬가지로
독서와 청강에 열심이다. 매일 아침 새벽기도를 통해 그날 만
날 환자들에 대한 최선을 다짐하고, 시간이 날 때마다 독서와

청강으로 뇌를 자극한다.

"사람의 생명을 다루는 의사로서 인간의 근원을 파고드는 인문학 탐구는 필수가 아닐까 싶습니다. 그래서 인문학 강의를 무척 좋아합니다. 요즘은 훌륭한 강의를 쉽게 접할 수 있어 좋은데요. TV에서 하는 강의를 찾아서 보고, 유튜브를 통해서도 봅니다."

엄춘식 센터장은 "백세시대를 건강하게 살아가기 위한 준비가 필요하다"고 했다. 평균 수명은 길어지는데 은퇴 연령은 빨라지면서 미처 대비하지 못한 '은퇴 후의 삶'을 염려하는 이들이 많다는 것. 은퇴 후 외출을 꺼리고 집에서 시간을 보내는 사람보다 다양한 활동을 하는 사람들이 건강을 유지하기가 쉽다. 특히 노년기에는 정서적 불안감으로 인한 불면증·두통·무기력증·소화불량 등에 시달리기 쉬운데, 이럴 때 평소해보지 않았던 배움을 시도하면 훨씬 더 활기차게 살아갈 수 있다.

슈퍼에이저Super Agers라 불리는 사람들이 있다. 신체 나이는 환갑이 훨씬 지났는데 뇌의 나이가 젊은이 못지않은 사람들을 일컫는 말이다. 미국 노스웨스턴 대학교 의과대학 타마르 게펜 교수팀은《뉴로사이언스Neuroscience》저널에 슈퍼에이저에 대한 연구 결과를 발표했다. 연구팀은 슈퍼에이저와 다른 사람들의 뇌를 비교 분석한 결과, 80세가 넘은 후 중장년층 수준의 인지능력을 보여 주는 슈퍼에이저는 보통의 노인들보다 뇌 신경세포 크기가 더 크고, 알츠하이머 치매의 2대 원인 중 하나로 알려진 비정상 단백질의 '타우Tau'가 보통 노인들보다 훨씬 적다는 사실을 발견했다. 또한 슈퍼에이저의 신경세포들은 타우 단백질 형성을 억제해 신경세포가 위축되지 않도록 보호하는 특성이 있는 것으로 추정됐다. 출처 : 슈퍼에이저, 평균보다 큰 신경세포 가져/한국과학기술단체 총연합회/2022.11.10.

슈퍼에이저들의 뇌가 이런 특징을 보이는 이유는 이들이 지속적인 두뇌 및 신체 활동을 하고 있기 때문이다. 80이 넘어서도 직업 활동을 쉬지 않고 계속하는 사람, 봉사 활동을 하는 사람, 다양한 배움을 이어 가는 사람 등등 활동 내용은 제각각이지만, 머리를 쓰고 몸을 움직이는 걸 게을리하지 않는다는 공통 원리는 동일하다.

"두뇌와 신체의 지속적인 활동은
텔로머라아제를 활성화시킨다."

두뇌와 신체의 지속적인 활동은 텔로머라아제Telomerase를 활성화시킬 수 있다. 텔로머라아제는 사람의 염색체 양쪽 각각 끝부분에 있는 텔로미어Telomere(세포 수명 조절에 관여하는 것으로 추정됨)가 짧아지는 걸 방지해 주는 단백질 효소이다. 사람이 나이가 들면 텔로미어가 조금씩 짧아지면서 노화가 진행되고 질환에 걸릴 가능성이 증가하게 된다. 그런데 텔로머라아제가 활성화되면 텔로미어가 짧아지는 속도가 느려지므로 노화가 더디게 진행되고 질환 발병 위험도 낮아지게 되는 것이다. 슈퍼에이저들은 두뇌와 신체의 지속적 활동을 통해 텔로머라아제 활성화를 높여서 보통의 노인들보다 훨씬 더 건강한 삶을 살고 있다.

자연의 섭리 중 하나인 노화를 100% 막을 수는 없다. 그러나 나이에 비해 젊게 살면서 퇴행성 질환 발생 위험도를 낮추는 것은 얼마든지 가능하다. '내 나이에 이런 걸 해서 뭐 하나?'라는 푸념은 건강한 노년기를 준비하지 못하게 만드는 훼방꾼일 뿐이다. 다양한 활동을 통해 신체와 두뇌를 활성화시켜 유병장수가 아닌 무병장수의 삶을 준비하자.

그깟 술담배가 뭐라고

흡연과 음주, 건강을 해치는 치명적인 동반자

40대 중반 박길영 씨(가명)는 최근 금주를 해야겠다고 결심했다. 3년 전 독하게 마음먹고 담배를 끊은 길영 씨는 성공적으로 금연인의 삶을 살아가고 있었다. 스트레스가 쌓일 때 담배를 무는 대신 껌을 씹었고 직장 동료 및 친구들과의 술자리를 통해 마음을 달랬다. 그랬던 그가 이번에 술까지 끊겠다고 생각한 이유는, 술자리에서 자꾸 담배를 접하게 되자 견디기 힘들어졌기 때문이다. 동석한 이들이 흡연하는 모습을 보면 담배를 피우고 싶어졌고, 이전에 흡연했을 때의 감각과 감정이 자꾸만 떠올랐다. 이러다가 3년 금연의 공든 탑이 무너질

지 모른다는 두려움에 금주를 결행하게 되었다.

길영 씨처럼 술을 즐기면서 동시에 흡연을 하는 사람들이 있다. 평소 흡연을 많이 하지 않던 사람도 술자리에만 가면 담배가 생각난다고 하기도 한다. 술과 흡연은 꼭 동시에 할 이유가 없는데도 짝꿍처럼 붙어 다니는 것 같다.

보건복지부와 한국건강증진개발원이 2020년에 함께 발간한 '음주와 흡연' 자료에 따르면 고위험자일수록 음주와 흡연을 동시에 하는 경우가 많다고 한다. 고위험 음주자란 1회 평균 음주량이 남자의 경우 7잔 이상, 여자의 경우 5잔 이상이며 주 2회 이상 음주하는 사람을 말한다. 즉 과음을 하는 사람일수록 담배를 많이 피우게 된다는 것이다. 왜 그럴까?

술의 알코올 성분과 담배에 함유된 니코틴은 공통적으로 도파민의 분비를 촉진한다. 도파민은 잘 알려져 있다시피 우리 뇌신경세포에 흥분을 전달하는 신경전달물질로, 많이 분비될수록 우리는 쾌감과 즐거움을 느끼게 된다. 흡연과 음주로 쾌감을 맛본 사람은 당연히 더 하고 싶어진다. 그래서 음주/흡연을 동시에 하게 되고 끊지 못하게 되는 것이다. 이는 사람이 마약에 중독되는 원리와도 동일하다. 술과 담배를 합법적으로 허용되는 유일한 '마약'이라고 보는 이유는 이 때문이다. 또한 담배를 피우면 니코틴으로 인한 각성 효과를 겪을 수 있다. 술을 마시면 정신이 흐릿해지는데 담배를 피우면 각성이 되므로 정신을 차릴 목적으로 담배를 찾는 음주자들이 있다. 반면에 각성 효과 때문에 덜 취했다는 생각에 알코올을 더 찾는 음주자들도 있다. 음주가 흡연을 부르고, 흡연은 다시 음주를 부르는 악순환의 반복이다.

음주와 흡연이 건강에 미치는 폐해는 생각보다 심각하다. 구강암·후두암·두경부암·식도암 등 암과 협심증·심근경색·뇌졸중 등 심뇌혈관계 질환 발생 확률을 높일 수 있고, 우울증 악화 및 인지기능 저하도 초래할 수 있다.

간에도 악영향을 미칠 수 있다. 니코틴이 지용성 화합물인데 알코올에 의해 잘 녹아서 우리 몸에 빠르게 흡수되기 때문이다. 간은 알코올과 니코틴(니코틴을 포함한 담배 속 유해물질)을 함께 해독하는 부담을 짊어져야 한다.

국내외적으로 음주/흡연을 동시에 했을 때 건강에 어떤 영향을 미치는지가 적극적으로 연구되고 있다. 이를 통해 음주/흡연 행위가 암 발생률을 크게 증가시킨다는 사실이 알려질 수 있었다. 그리스의 한 연구에서 음주/흡연을 하는 사람이 두 가지를 전혀 하지 않는 사람에 비해 구강암과 인두암의 발생 비율이 크게 높았는데, 특히 알코올 도수가 높은 술에서 발병률이 더 높았다는 결과가 발표되었다.

미국에서는 고위험 음주와 흡연을 동시에 하는 사람의 식도편평세포암 발생 비교위험도가 백인 남성에서 35.4, 흑인 남성에서 149.2로 매우 높게 나타났으며, 80% 이상의 식도편평세포암이 음주와 흡연의 기여로 일어난다는 연구 결과가 발표되었다. 타이완의 한 연구에서는 식도암의 위험요인에 대한 실험 대조군 연구에서 음주, 흡연, 씹는 담배 동시 사용이 암 발생률을 최고 41배나 높였다는 결과가 발표되었다.^{출처} : 음주 흡연 폐해 연관성 분석 연구/인제대학교 산학협력단/보건복지부 음주/흡연의 부정적 상호작용을 증명하는 연구논문은 이 외에도 많다.

> "상습적인 음주는 복부비만을 유발하고
> 영양 불균형을 초래한다."

음주가 일으키는 또 다른 문제는 영양 결핍이다. 이영은 센터장은 알코올이 우리 몸에서 대사되어 7kcal/g의 칼로리를 내기 때문에 상습적으로 섭취하면 복부비만을 유발할 수 있고, 비타민B1인 티아민이 흡수되는 걸 방해하여 영양 불균형을 초래할 수 있다고 설명하였다.

"복부비만은 당뇨·고혈압·고지혈증과 같은 만성질환과 동맥경화·심근경색 등 혈관계질환 발생 가능성을 높인다는 문제가 있습니다. 또한 술을 많이 마시는 사람일수록 식사를 잘 하지 않아서 영양 부족이 초래되는데, 특히 알코올이 티아민 소비를 촉진하여 탄수화물을 비롯한 에너지 생성 영양소 대사가 잘 이뤄지지 않는다는 문제도 있습니다."

알코올은 우리 몸에 꼭 필요한 비타민과 미네랄의 소비를 촉진한다. 그중 비타민B1(티아민)은 체내에 저장되지 않고 여분의 양이 빠르게 배출되기 때문에 매일 보충할 필요가 있다. 천연식품이나 건강기능식품을 통해 보충할 수 있는데, 과다한 알코올을 섭취할 경우 티아민의 체내 소비가 촉진되므로 부족해지기 쉽다. 따라서 과도한 음주를 하는 사람은 자신의 영양 상태가 좋지 않다는 사실을 깨닫고 영양 균형을 회복하기 위해 노력해야 한다.

각종 연구 결과와 지표들을 보면 음주/흡연은 각각 행해도 건강에 좋지 않지만, 함께 하면 더욱 안 좋다는 사실을 확인하게 된다. '마음에 위로가 되어서', '분위기상 사람들과 어울리려면 어쩔 수 없어서' 등등 다양한 이유로 음주/흡연을 하겠지만, 이보다 더 귀한 것은 나의 건강이다. 건강을 지키고 각종 질환의 위협으로부터 벗어나고 싶다면 지금 당장 금연과 금주(혹은 절주)를 결심해야 한다.

'사랑했어도 헤어지는 단호함'이 필요하다

건강을 위해 금연과 금주를 선택한다는 것, 말처럼 쉬운 일은 아니다. 해마다 금연/금주를 결심하고도 번번이 실패하는 이들의 자기고백이 줄을 잇는다. 알코올과 니코틴 모두 중독성이 있어서 끊어 내기가 어렵고, 음주/흡연에 관대했던 사회적 분위기도 한몫하고 있다.

이덕철 원장은 자신 역시 금연/금주에 성공하는 게 쉽지 않았다고 털어놓았다.

"의사들이 건강에 대해선 전문가라고 하지만 업무 스트레스가 상당히 큰 편이라, (위해성을) 알면서도 음주/흡연으로 스트레스를 해소하려는 경우가 많습니다. 또 술자리를 하지 않으면 사회적 관계를 만들어 가는 데 지장이 초래되기도 합니다."

이 원장은 스트레스를 해소할 수 있는 자신만의 방법을 찾아낼 것과 음주를 하지 않아도 사회생활에 지장이 생기지 않도록 우리 사회의 인식이 바뀔 것, 이 두 가지가 필요하다고 진단했다.

"운동과 취미생활을 통해 건전하게 스트레스를 해소하려는 노력을 권합니다. 자신이 좋아하는 것에 시간과 정성을 쏟으면 사는 재미가 생기고 스트레스가 자연스럽게 해소될 수 있습니다. 만약 직장 동료나 친구와의 술자리가 금주/금연에 방해된다면 아예 그 자리를 피해야 합니다. 그런 단호함이 있어야 내 몸 건강을 스스로 지킬 수 있습니다."

"알코올 의존성이 있다면
단호하게 술과의 이별을 선언해야 한다."

이병석 원장의 경우 금연과 아울러 절주를 하고 있다. 알코올에 대한 통제력이 있기에 가끔 아내와 포도주 한잔을 마시는 정도이다. 분위기를 즐기자는 취지이고, 건강에 도움을 받기 위한 목적은 아니라고 단언하였다.

"레드와인에 레스베라트롤이라는 성분이 있는데 항산화 기능이 있어서 노화나 알츠하이머성 치매 예방에 도움이 된다고 알려져 있습니다. 이 외에도 타닌, 플라보노이드, 프로안토시아니딘 등의 항산화 성분도 있죠. 그래서 매일 포도주 한잔을 마시면 건강에 도움이 된다고 주장하는 사람들이 있습니다."

포도주가 건강에 도움이 되니까 먹어도 된다는 논리는 성립하지 않는다. 이 원장은 술을 과도하게 마시는 사람들이 '술을 마실 합당한 이유'를 찾고자 노력하는 건 결코 건강에 이롭지 않다고 조언하였다.

"알코올 중독이나 알코올 의존이 있는 사람들은 단호하게 술과의 이별을 선언해야 합니다. 이미 뇌가 알코올에 길들여져 조절이나 절제 능력이 없어서 '조금만 먹자'라는 개념이 성립되지 않거든요. 그래서 절주가 아니라 단 한 잔도 하지 않겠다는 단주斷酒를 결심해야 합니다."

이 원장은 보건소에서 금연 및 금주 클리닉을 운영하고 있으므로 혼자만의 의지로 안 될 경우 이런 기관에서 도움을 받을 것을 권유하였다.

한봉희 원장은 효과적인 금연/금주 방법으로 '가족과 지인의 협력'을 꼽았다.

"금연/금주는 스스로와 치열하게 벌여야 하는 싸움입니다. 외롭고 힘들지요. 이럴 때 가족과 지인들이 응원하고 지지해 준다면 많은 도움이 될 것입니다."

한 원장은 금연/금주를 결심했다는 사실을 가족과 지인들에게 선언해야 한다고 했다. 그러면 응원의 메시지를 받을 수 있을 뿐 아니라 금연/금주 환경을 조성하는 데 도움이 될 것이다. 금연을 결심했다면 담배와 라이터를 보지 않아야 하고, 금주를 결심했다면 눈앞에 술이 없어야 한다. 그런데 친구가 내 눈앞에서 담배를 계속 피워 대거나 자꾸만 술자리로 불러 낸다면 아무리 결심을 했어도 버티기가 쉽지 않다.

TV 예능 프로그램에서 연예인들이 금연 혹은 금주를 선언하는 경우가 있는데, 이때 당사자가 시청자들에게 "제가 흡연 (혹은 음주)하는 모습을 목격하면 꼭 신고해 달라"고 요청한다. 많은 사람들이 지켜봐 주면 이를 의식해서라도 결심을 지키려고 노력하기 때문이다. 금연/금주를 꾸준히 지속해 나가려면 이러한 감시의 눈이 꼭 필요하다.

한국인의 기대수명은 나날이 늘어 가는 추세이다. OECD 보건통계에서 2020년 기준 83.5세(남성 80.5세, 여성 86.5세)로, OECD 평균인 80.5세보다 길다. 반면에 건강수명은 66.3세로 기대수명에 비하면 17.2년이 짧아 기대수명과 큰 격차를 보인다. 이러한 차이는 주로 만성질환 때문에 발생한다고 볼 수 있다. 건강수명과 기대수명의 격차를 줄이기 위해서는 질병 부담의 주요 위험 요인인 음주, 흡연, 식습관에 대한 적극적인 대응이 필요하다. 특히 흡연과 음주는 각종 만성 및 중대 질환이 발생할 위험도를 높이는 인자들이다. 따라서 금연/금주는 내 인생의 건강한 후반전을 위하여 더 미룰 수 없는 과제란 사실을 명심해야 한다.

잘 먹으면 잘 삽니다

잘 먹는다는 행복감에 대하여

TV에서 음식 프로그램이 쏟아지고 있다. 연예인들이 맛집을 찾아가서 음식을 먹고 평가하기도 하고 식당이나 숙박시설을 차려 놓고 찾아온 손님들에게 음식을 만들어 주기도 한다. 음식 프로그램이 아닌 다른 예능 프로그램들도 출연자 한 사람이 음식을 만들어서 다른 출연자들을 대접하는 광경을 흔히 볼 수 있다. 시청자들은 TV 속 누군가가 땀 흘려 가며 음식을 만들고 다른 누군가에게 정성껏 대접하는 광경을 흥미롭게 지켜본다.

유튜브에서도 '먹방'이 대세이다. 대중에게 인기 높은 유튜브 방송 랭킹을 보면 먹방이 빠지지 않는다. 인기 먹방 유튜버들의 구독자수는 천만 명이 훌쩍 넘고, 웬만한 영상의 조회수가 수만에서 수백만 회이다. 유튜버들의 방송을 보면 아주 재미난 요소가 있는 것이 아니다. 방송을 시청하는 이들과 별다른 소통 없이 시종일관 먹는 모습을 보여 준다. 그런데도 대중은 열광하고 있다. TV의 음식 예능 프로그램, 유튜브의 먹방 영상. 왜 우리는 타인이 먹는 모습을 보면서 즐거움을 느끼는 것일까?

사람의 삶에 있어서 음식이 가진 의미는 대단히 크다. 음식을 먹는 것은 생존을 위해 필수적이다. 먹지 않으면 살아갈 수 없다. 이것 말고 음식의 다른 의미는 즐거움이다. 음식을 먹는 행위 자체가 인간에게 기쁨이 된다. 그래서 배가 불러도 더 먹을 수 있고, 직접 먹지 않고 남이 먹는 걸 지켜봐도 좋은 것이다. 먹음직스럽게 차려진 음식을 바라보면서 느꼈던 기대감, 입안에서 느껴졌던 맛, 음식을 먹으며 즐겼던 분위기, 포만감 등이 기억에 남아 음식을 더 찾고 먹도록 유도한다.

우리가 음식으로 인해 맛보는 기쁨은 두뇌에서 이뤄지는 작용과 깊은 관련이 있다. 맛있는 음식을 먹으면 인간의 뇌에서는 도파민이라는 신경전달물질이 분비된다. 도파민은 뇌신경세포의 흥분, 기쁨을 전달하는 역할을 하여 쾌락 호르몬이라고도 불린다. 운동신경, 감정, 동기부여, 강화, 보상 등을 조절한다. 도파민이 적절하게 분비되면 우리는 만족감과 행복감을 느끼게 되지만, 분비량이 부족하면 우울감에 빠져들 수 있다.

음식의 기능이 이러하므로 건강하고 행복하게 살고 싶다면 음식을 포기해서는 안 된다. 신선하고 건강한 먹거리를 맛있게 즐기는 건 행복의 기본이다. 오직 살을 빼겠다는 의도로 과도하게 음식 제한을 한다든가, 기분이 안 좋다는 이유로 식사를 거르는 등의 행위는 건강과 행복 어느 쪽에도 도움이 되지 않는다. 살을 빼고 싶다면 무턱대고 굶거나 막무가내로 한 가지 음식만 고집하고 다른 음식을 먹지 않는 게 아니라 건강하게 살을 뺄 방법을 찾아야 한다. 이영은 센터장은 "건강하게 다이어트를 할 수 있는 방법이 얼마든지 있는데 아직도 굶는 다이어트를 하는 분들이 많다"면서 안타까워했다.

음식으로 인해 경험한 즐거움은 우리가 살아가는 데 힘이 되어 줄 수 있다. 친구가 안 좋은 일을 겪어 우울해할 때 밥을 사 주면서 격려하는 것은 맛있는 음식이 우울한 기분을 전환하게 해줄 수 있기 때문이다. 음식의 맛, 포만감, 따뜻한 응원과 격려의 분위기 등이 함께 힘이 되어 준다. 그러나 음식을 즐기는 걸 넘어서 안 먹으면 못 견디는 중독 단계까지 가면 비만이 초래될 수 있어 주의가 필요하다. 이 같은 적정선을 지킨다는 전제하에서 음식을 즐길 수 있다면 참 좋을 것이다. 도파민의 적절한 분비를 위하여.

행복하게 살고 싶은데 내 뜻대로 되는 일이 없어 기분이 울적하고 살맛이 안 날 때가 있는가? 그럴 땐 좋아하는 이들과 함께 맛집에 찾아가면 좋겠다. 신선한 식재료를 사 와서 나만을 위해 요리를 해보는 것도 좋을 것이다. 보기에 좋고 맛도 좋은 음식을 식탁에 멋들어지게 차려 놓고 바라보자. 나 자신을 위한 행위들이 가슴속 깊은 우울감을 몰아내고 행복감을 되찾는 데 도움을 준다. 소소한 행복의 원천이 된다.

의사도 한다, 식습관 교정

"자신이 좋아하는 음식을 먹으면 됩니다."

이영은 센터장은 사람의 건강과 행복을 위한 식습관을 이렇게 소개했다. 패스트푸드, 간편식, 냉동식품 등 건강에 좋지 않다고 알려진 음식들을 먹어서는 안 된다는 말을 하지 않았다. 오히려 그는 사람들이 음식에 대한 편견을 많이 가지고 있다고 지적하였다.

"패스트푸드가 안 좋다고 하면서 수제 햄버거 가게 앞에서는 줄을 서더라고요. 패스트푸드 체인점의 햄버거와 수제 햄버거집의 햄버거, 두 음식에서 영양학적 차이가 과연 얼마나 있을까요?"

우리 국민들은 세계 어느 나라 국민들보다 바쁜 삶을 살고 있기에 건강한 음식을 매 끼니마다 만들어 먹기가 현실적으로 어렵다. '타인의 손'을 빌리거나 '편리한 방법'을 통해 식사할 수밖에 없다. 그런데 다수의 식품 전문가들은 간편식, 패스트푸드, 냉동식품, 바깥에서 사 먹는 음식이 안 좋다고 하면서 '신선한 식재료로 만들어 먹으라'는 교과서적 이론을 주장하고 있다. 결과적으로 대중에게는 죄책감이 남는다. 먹는 즐거움은 사라져 버리고, 몸에 죄를 지었다는 죄책감 말이다.

이 센터장은 식품에서 가장 중요한 요소를 세 가지로 정리하였다. 첫째, 영양소를 공급할 것, 둘째, 위생 및 안전이 지켜질 것(배탈이 나거나 질병에 걸리면 안 된다는 것. 우리나라는 식품 위생 및 안전을 위해 식품안전관리인증기준 'HACCP(해썹)'을 운용하고 있다), 셋째가 맛있어야 한다는 것이다. 이 세 가지를 충족하면 즐겨도 된다고 하였다.

"제 식품 철학은 좋은 식품, 나쁜 식품이라는 건 따로 정해져 있지 않다는 거예요. 위해식품의 존재를 인정하지 않겠다는 의미가 아니라 일반적으로 우리가 먹는 식품에서 이건 좋다, 저건 안 좋다, 하는 구분을 할 필요는 없다는 거죠. 자꾸 따지다 보면 우리가 먹을 수 있는 음식은 몇 가지 남지 않을 것입니다."

어떤 음식을 먹으면 안 된다거나 특정 음식을 먹으면 건강하다는 등의 상식은 건강 염려증이나 음식 염려증(푸드 포비아)을 키울 위험성이 있다. 불안해하면서 이것저것 가리느라 음식을 잘 먹지 못하게 되는 것. 음식을 먹을 때마다 심각해지면 음식 맛을 느낄 리 없고 그렇게 되면 건강하고 행복한 삶이라 할 수 없다.

"먹고 싶은 음식을 '건강하게' 먹는다."

이 센터장은 "좋아하는 음식을 먹되, 꼭 지켜야 할 것이 있다"고 강조했다. 바로 먹고 싶은 음식을 '건강하게' 먹을 수 있는 방법을 찾는 것이다. 좋아한다는 이유로 특정 음식만 분별없이 먹어도 된다는 말이 아니라, 평소 섭취가 부족한 식품군을 함께 갖춰 먹어서 영양의 균형을 맞추라는 것. 예를 들어 햄버거나 샌드위치를 먹고 싶다면 양상추나 잎채소, 토마토와 양파 등을 얹어서 먹고, 식당에 가면 채소 반찬을 많이 먹거나 비빔밥, 월남쌈 등 채소가 많은 메뉴를 주문하는 것이다. 음식 종류가 아니라 음식에 무엇이 들어 있는가를 생각해야 한다. 무엇을 먹든 우리 몸에 필요한 약 40가지 영양소를 골고루 섭취하여 영양학적 균형을 맞추려고 노력해야 건강한 식습관이라 할 수 있다.

"하루에서 아침, 점심 식사 때 어떤 영양소가 부족하다는 생각이 들면 저녁 식사로 그 영양소를 보충해 주는 게 좋죠. 영양의 균형을 맞추려는 노력이 가장 중요하다고 생각합니다."

"식습관 교정으로 영양 균형을 회복한다."

김한겸 원장은 불어나는 체중 관리를 위하여 식습관을 교정하였다. 그가 선택한 방법은 단 음식을 끊고 채소류와 유산균 제품 섭취를 늘리는 것. 비만 체중이 되면 심혈관질환, 고혈압, 이상지질혈증, 관절염 등에 걸릴 확률이 급격히 증가하므로 체중 관리가 필요하다. 김 원장은 식습관 교정으로 영양 균형을 회복하였다. 유산균을 별도의 제품으로 섭취하는 이유는 음식을 통해서 섭취하는 유산균만으로는 불균형한 장내 균총을 건강하게 변화시키기가 쉽지 않기 때문이다.

유산균은 장 내에서 유해균의 증식을 막아 주고 배변활동 및 면역력 향상에 도움을 주며, 각종 자가면역질환의 발생 위험을 낮추거나 (이미 발생한 경우) 증상을 완화시켜 준다. 정량을 먹으면 이 같은 효과를 누릴 수 있는데, 과도한 섭취는 복통이나 설사 등을 일으킬 수 있어 오히려 좋지 않다. 2018~2022년

6월까지 식약처의 '최근 5년간 건강기능식품 이상사례 신고 현황'에 따르면 프로바이오틱스(유산균을 포함해 장에서의 유익균을 모두 포괄하는 개념) 제품 이상 사례는 663건이다. 고함량 제품을 과다하게 섭취하는 건 피해야 한다.

김 원장은 유산균 함유량이 좋은 제품을 선택해 섭취하고 있다. 그의 집 냉장고엔 유산균 제품이 항상 구비돼 있다. 유산균은 장에 도달해야 제 역할을 할 수 있는데, 우리가 섭취한 많은 유산균들이 위에서 사멸한다. 때문에 제품에 표기된 '투입균 수(제조공정상 투입된 유산균 숫자)'가 아닌 '보장균 수(제품이 우리 입속으로 들어오기 직전까지 살아남은 유산균 숫자)'를 더 중요시해야 한다. 유산균의 종류가 엄청나게 많고 종류마다 효능이 다르므로 나에게 필요하고 잘 맞는 제품을 고르는 게 좋다. 식약처가 기능성을 인정했는지의 여부도 살펴보고, 제품에 표기된 정량(일일섭취량이 1억~100억 CFU인 제품이 대부분임)을 지켜 섭취하도록 한다.

장준 원장은 건강한 식생활을 위해 염분 섭취를 줄이고 채소류 섭취를 늘렸다고 했다. 우리나라 음식은 염분 함유량이 높은 편이다. 짠맛은 단맛과 마찬가지로 중독성이 있다. 짠맛을 즐기는 사람들은 싱거운 음식을 잘 먹지 못한다.

염분은 우리 몸에 꼭 필요한 성분이다. 건강한 사람은 체내 염도를 0.87% 내외로 유지한다. 그 이하로 떨어지면 영양소가 세포로 잘 운반되지 못해 체내 기능이 정상적으로 이뤄지지 못하고, 체내 노폐물이 배설되지 못해 증가할 수 있으며, 염증이 발생할 확률이 높아질 수 있다. 반면에 과도한 염분 섭취 역시 건강 문제를 일으키는데, 심혈관질환과 고혈압·당뇨·비만·신장질환 등의 발생 위험을 높일 수 있다. 지나치게 염분을 피해서도 안 되고, 과하게 먹어서도 안 되는 것. 앞서 이야기했던 것처럼 섭취의 균형을 찾아야 한다.

'맛있으면 0칼로리'라는 말이 있다. 이는 우스갯소리일 뿐 진실이 아니다. 즐겁게 먹든 즐겁지 않게 먹든 칼로리는 사라지지 않는다. 그렇다고 해서 음식을 먹으면서 스트레스를 받으면 그 또한 건강에 도움이 되지 않는다. 음식의 종류, 식사 횟수 등에 구애받을 필요 없이 자신의 생활습관과 입맛에 맞춰서 즐겁게 먹으면서 과하게 섭취한 영양소를 피하고, 부족한 영양소는 더 섭취하려고 노력해야 건강해질 수 있다. 적절하게 즐기고 과도하게 한쪽으로 치우치지 않는 것, 즉 균형balance과 다양성diversity이 건강한 식생활에서 가장 중요하다.

다양한 간헐적 단식법 중 내 몸에 좋은 방법은?

간헐적 단식이란 주기적으로 12시간 이상 단식을 하여 우리 몸을 비우는 것을 뜻한다. 최근 다이어트와 건강을 위해 격일단식, 1일 1식, 1일 2식(16시간 공복, 8시간 내 식사), 0~12시간 사이로 정해진 시간 범위 내에서만 3끼 식사를 하는 시간제한 다이어트 등 다양한 간헐적 단식법이 유행하고 있다.

이영은 센터장은 간헐적 단식법의 기본 원리가 '오토파지Autophagy ; 스스로(auto) 먹는다(-phagy)라는 의미의 합성어' 이론이라고 설명하였다.

"우리 몸이 영양소 공급을 중단하게 되면 몸속 세포들은 생존을 위해 세포 속에 남아 있던 쓰레기와 노폐물을 재활용하는 '오토파지'를 일으키게 되는데, 이 과정을 통해 세포들이 자연치유가 되어 건강해진다는 이론입니다."

한 유명 학술지에 식사 시간을 정해 놓고 그 시간 동안에만 아침과 저녁 식사 두 끼를 한 연구가 보고되었는데, 대사증후군 환자들에게서 BMI 감소, 복부비만·혈당·혈압·혈중 콜레스테롤 개선 등의 효과가 나타났다고 한다.

간헐적 단식법으로 인한 칼로리 제한이 건강에 도움이 되고 장수 유전자인 시르투인의 발현을 촉진시킨다는 연구 보고들이 있기는 하다. 그러나 장기적인 임상 데이터가 없어서 건강에 도움이 되는지의 여부가 과학적으로 정확하게 확인되지 않았다.

오래 실천했을 때 나타날 수 있는 영양결핍 등의 부작용과 사망률과의 관계에 대해서도 아직 명확히 밝혀진 것이 없다. 단식 시간이 무리하게 길어지면 식욕 억제 호르몬인 렙틴의 분비가 감소하게 되고, 체내에 축적된 지방이 줄어들게 되면 보상작용으로 뇌에서 더 많은 음식을 섭취하라고 신호를 보내 폭식과 과식으로 이어질 수 있으며, 에너지 절약형 체질로 바뀔 수 있어 주의가 필요하다. 당뇨병 환자들이 간헐적 단식을 할 경우 혈당 조절에 실패해 위험할 수 있으므로 하지 않는 게 좋다.

'12시간 공복, 12시간 내 식사'의 시간제한 다이어트는 간헐적 단식 중 신체적 부담이 가장 적은 방법이다. 아침에 일어나 활동 전 식사를 하고 잠들기 4~5시간 전에 식사를 마무리하는 것이므로 휴식과 활동이라는 자연스러운 '일주기 리듬'에 부합한다. 세 끼를 먹더라도 식사 시간을 12시간 내로만 제한하면 염증을 유발하는 유전자의 활동이 감소하고, 오래되고 손상된 세포를 부분 재활용하는 '자가포식'에 관련된 유전자의 활동이 증가하여 비만·대사증후군·암·심혈관질환 등에 걸릴 위험을 낮출 수 있다는 연구 결과들이 있다.

간헐적 단식의 강점을 취하고 싶다면 무리한 체중 감량을 목표로 막무가내로 굶지 말고 적정량을 섭취하되 칼로리를 제한해 건강한 몸을 만드는 데 목표를 둘 것을 추천한다. 또한 공복 시간을 처음부터 너무 길게 잡지 말고 차근차근 늘려 나가는 점진적인 방법을 취하는 게 좋다.

다이어트는 과도한 미의 기준에 맞춘 체중 감량이 아니라 자신의 건강을 개선하는 것을 목표로 실천하는 것이 중요하다. 설탕과 같은 정제된 탄수화물 섭취를 제한하고, 현미와 같은 식이섬유가 풍부한 탄수화물과 채소와 과일을 섭취하고, 근손실을 막기 위해 식물성 단백질과 동물성 단백질의 균형 잡힌 섭취 등 다양성diversity과 균형balance이 잡힌 하루 세 끼 식사를 유지하면서 운동을 즐겁고 꾸준하게 실행하는 것이 가장 좋은 다이어트 방법이다.

부록
건강검진 종류와 주의사항

Ⅰ. 건강검진 종류 알아보기

1. 국가건강검진(일반)

공통항목

- 문진과 진찰
- 신체계측(신장·체중·허리둘레), 혈압 측정, 시력·청력 측정
- 흉부방사선 촬영, 요검사
- 혈액검사(혈색소, 공복혈당, AST, ALT, ɣ-GTP, 혈청크레아티닌, e-GFR)
- 구강검진
- 심뇌혈관질환 위험평가(문진과 검사 결과 등을 토대로 심뇌혈관질환 위험도와 건강위험요인 등을 평가하는 것을 말한다.)

성별/연령별 추가 항목

구분	검진항목	대상 및 시기
일반건강검진(1차)	총콜레스테롤	남성 : 만 24세 이상 4년마다 여성 : 만 40세 이상
	HDL 콜레스테롤	
	트리글리세라이드	
	LDL 콜레스테롤	
	B형간염 표면항원/표면항체	만 40세
	골밀도검사	만 54, 66세 여성
	인지기능장애	만 66세 이상 2년마다
	정신건강검사(우울증)	만 20, 30, 40, 50, 60, 70세 ※해당 연령을 시작으로 10 년 동안 1회
	생활습관평가	만 40, 50, 60, 70세
	노인신체기능검사	만 66, 70, 80세
구강검진	치면세균막검사	만 40세

2. 의료급여 생애전환기검진 검사항목

공통항목

- 문진과 진찰
- 신체계측(신장 · 체중 · 허리둘레), 시력 · 청력 측정

성별/연령별 추가 항목

구분	검진항목	대상 및 시기
구강검진	치면세균막검사	만 40세
의료급여 생애전환기검진(1차)	골밀도검사	만 66세 여성
	인지기능장애	만 66세 이상 2년마다
	정신건강검사(우울증)	만 70세
	생활습관평가	만 70세
	노인신체기능검사	만 66, 70, 80세

3. 근로자 건강진단(특수건강진단)

구분	시기	대상자	진단항목	작업환경 의학적 평가
배치 전 건강진단	업무배치 전	대상업무 배치 예정자	1차/2차 검사항목	건강 구분 A / C1 / CN / D1 / DN
특수건강진단	기본주시 설정 및 단축할 수 있는 조건 명시	대상 유해인자 노출 근로자 작업 전환자		
수시건강진단	특수건강진단 시기 외 작업 관련 증상을 호소할 때	천식, 피부질환, 기타 건강장해 증상 호소자		
임시건강진단	직업병 유소견자 다수 발생 시 등	동일 부서 근로자		

4. 종합건강검진(기본형)

종별	검사항목	관련 질환 및 설명
초음파	복부초음파	간 · 담낭 · 신장 · 비장 · 췌장 검사 (간암, 간경화, 지방간, 담석증, 담낭결석, 급만성췌장염, 신장암, 신장결석, 신장낭종 등)
위 · 식도 · 십이지장	위내시경 또는 위장조영촬영	위암, 위궤양, 위염, 헬리코박터균 식도암, 식도염, 식도정맥류 등
골밀도	골밀도	골량감소, 골다공증
폐질환	흉부 X-ray 촬영	폐암, 폐결핵, 폐렴, 기관지염 등
폐질환	폐기능	폐의 기도저항, 기관지 협착, 폐기종 등
문진	의사 진료 및 상담	과거 병력, 신체상태 진료
신체계측	신장, 체중, 허리둘레, 비만도	비만 등, 기초체력 분석
체성분	체성분 측정	체성분 분석, 비만도, 신체균형, 내장지방, 신체발달 등

종별	검사항목	관련 질환 및 설명
혈압	혈압, 맥박	고혈압, 저혈압, 빈맥, 서맥
안과	시력	근시, 원시
	안저촬영	망막염, 시신경염, 안저변화
	안압측정	녹내장, 백내장
청력	청력정밀	난청, 청력 관련 정밀검사
바이러스	A형간염 항체	A형간염 검사
	B형간염 항원, 항체	B형간염 검사
간기능	간장질환 혈액검사	간장질환, 황달, 급만성간염, 지방간 등
혈액질환	일반혈액질환 혈액검사	빈혈, 백혈병, 급만성감염, 바이러스 감염 등
심혈관계	중성지방 혈액검사	동맥경화, 이상지질혈증, 순환기질환 등
심전도	EKG	부정맥, 협심증, 심근경색 등
혈당	당뇨질환 혈액검사	당뇨병
신장기능	신장질환 혈액검사	신기능장애, 신부전증, 뇨독증 등
관절염, 통풍	요산, 류마티스 인자 혈액검사	통풍성 관절염, 전해질 대사이상 등
암표지자	AFP	간암, 태아성 암항원 혈액검사
	CEA	대장암, 췌장암, 직장암, 결장암
	CA-125 (여자)	난소암 표지자 검사
	PSA (남자)	전립선암 표지자 검사
매독검사	매독반응검사	매독 감염 여부
소변	뇨침사검경	신장, 당뇨, 요로감염, 비뇨기계 질환 등
대변	잠혈검사	장관내 출혈
갑상선 질환	Free T4, TSH	갑상선기능 항진증 또는 저하증
부인과	유방 X-ray 촬영	유방암, 섬유선종, 낭종성 변화, 석회화 등
	자궁 도말 세포진	자궁경부암, 염증 등
구강	구강	치주질환 및 충치

5. 특화검진〉 여성 정밀검진

종별	검사항목	관련 질환 및 설명
문진	의사 진료 및 상담	과거 병력, 신체상태 진료
초음파	골반초음파	자궁, 난소, 난관질환
	유방초음파	유방종물, 유방낭종, 유방암, 유선염 등
골밀도	골밀도	골량감소, 골다공증
유방질환	유방 X-ray 촬영	유방암, 섬유선종, 낭종성 변화, 석회화 등
자궁 · 난소질환	액상세포검사	자궁경부암
	인유두종바이러스(HPV)	인유두종 검사
	ROMA Score	난소암 검사
	AMH	난소예비능평가, 난소 노화의 지표, 다낭성 난소 증후군 진단, 폐경 유무 판단 등
매독검사	매독반응검사	매독 감염 여부
호르몬	E2, FSH	여성호르몬 부족, 노화 관련, 여성호르몬 질환

6. 특화검진〉 남성 정밀검진

종별	검사항목	관련 질환 및 설명
문진	의사 진료 및 상담	과거 병력, 신체상태 진료
초음파	하복부초음파	전립선비대, 전립선질환
암표지자	PSA, Free PSA	전립선암 표지자 검사
매독검사	매독반응검사	매독 감염 여부
호르몬	Testosterone	남성호르몬 부족, 노화 관련, 남성호르몬 질환

7. 특화검진〉 뇌 정밀검진

- 검진 목적 : 뇌혈관질환에 대한 위험인자를 조기진단
- 검진 고려 대상자 : 뇌졸중 등 뇌혈관질환의 가족력이 있는 경우, 고혈압 · 당뇨병 · 이상지질혈증 등을 앓고 있는 경우, 50세 이상, 평소 두통 및 어지럼증 등 증상이 있는 경우

종별	검사항목	관련 질환 및 설명
문진	의사 진료 및 상담	과거 병력, 신체상태 진료
MRI	뇌 MRI	뇌종양, 뇌경색 등
	뇌 MRA	뇌출혈 등
MDCT	뇌 MDCT	뇌종양, 뇌경색, 뇌출혈, 뇌혈관질환 등
초음파	경동맥초음파	경동맥협착, 부분적 동맥 폐색

8. 특화검진〉 심장 정밀검진

- 검진 목적 : 협심증 · 부정맥 · 심근경색 등 심장질환에 대한 위험인자를 조기진단
- 검진 고려 대상자 : 심장질환의 가족력이 있는 경우, 고혈압 · 당뇨병 · 이상지질혈증 등을 앓고 있는 경우, 50세 이상, 평소 흉통 등 증상이 있는 경우

종별	검사항목	관련 질환 및 설명
문진	의사 진료 및 상담	과거 병력, 신체상태 진료
신체계측	신장, 체중, 허리둘레, 비만도	비만 등, 기초체력 분석
MDCT	심장칼슘스코어링	심장 관상동맥경화도
초음파	심장초음파	심장기능, 심실비대, 부정맥, 판막질환, 심장종괴 등

종별	검사항목	관련 질환 및 설명
심혈관계	중성지방 혈액검사	동맥경화, 이상지질혈증, 순환기질환 등
	Troponin-I	급성심근경색, 심근손상, 심혈관수술 후, 불안정협심증
	NT-proBNP	울혈성심부전, 심부전, 본태성고혈압, 급성폐장애
동맥경화	동맥경화도	동맥경화, 폐쇄성 동맥경화증 등
심전도	EKG	부정맥, 협심증, 심근경색 등

9. 특화검진〉 폐 정밀검진

- 검진 목적 : 폐질환 및 폐암에 대한 위험인자 및 질환 진행 정도를 알아보는 검진
- 검진 고려 대상자 : 폐질환의 가족력이 있는 경우, 폐 관련 질환을 앓고 있는 경우, 50세 이상, 흡연 기간이 20년 이상인 경우

종별	검사항목	관련 질환 및 설명
문진	의사 진료 및 상담	과거 병력, 신체상태 진료
MDCT	흉부 MDCT	폐암, 폐결핵, 폐렴, 기관지염 등
폐질환	흉부 X-ray 촬영	폐암, 폐결핵, 폐렴, 기관지염 등
	폐기능	폐의 기도저항, 기관지 협착, 폐기종 등
암표지자	Cyfra 21-1	폐암
	NSE	폐소세포암, 폐 양성질환
객담	N-GY	결핵균 검사

(※코로나로 인하여 당분간 객담검사 진행 불가)

10. 특화검진〉소화기 정밀검진

- 검진 목적 : 위 · 대장 및 소화기계를 담당하는 5대 장기(간 · 담낭 · 췌장 · 비장 · 신장)를 포함한 소화기질환 정밀검진
- 검진 고려 대상자 : 위 · 대장 질환의 가족력이 있는 경우, 소화기계 질환이 있는 경우, 40세 이상, 근래 들어 소화불량 및 배변습관 변화 등의 증상이 있는 경우

종별	검사항목	관련 질환 및 설명
문진	의사 진료 및 상담	과거 병력, 신체상태 진료
초음파	복부초음파	간, 담낭, 신장, 비장, 췌장 검사 (간암, 간경화, 지방간, 담석증, 담낭결석, 급만성췌장염, 신장암, 신장결석, 신장낭종 등)
위, 식도, 십이지장	위 내시경 또는 위장 조영촬영	위암, 위궤양, 위염, 헬리코박터균 식도암, 식도염, 식도정맥류 등
대장	대장 수면내시경	대장암, 직장암, 결장암, 대장용종, 치질, 치핵 등
심전도	EKG	부정맥, 협심증, 심근경색 등
암표지자	AFP	간암, 태아성 암항원 혈액검사
	CEA	대장암, 췌장암, 직장암, 결장암
	CA19-9	소화기계암 표지자 검사

11. 특화검진〉혈액 정밀검진

- 검진 목적 : 당뇨, 신장질환, 간장질환, 혈액질환, A · B · C형 간염, 혈액순환질환, 관절질환, 종양표지자, 갑상선기능 등을 알아보는 검진
- 검진 고려 대상자 : 검진받을 시간 여유가 없는 경우, 장비검사에 대한 두려움이 큰 경우, 혈액검사로 질환에 대한 기본적 노출 여부를 알고 싶은 경우, 저렴하고 쉽게 종합검사를 받고 싶은 경우

혈액정밀A형

종별	검사항목	관련 질환 및 설명
문진	의사 진료 및 상담	과거 병력, 신체상태 진료
간기능	간장질환 혈액검사	간장질환, 황달, 급만성간염, 지방간 등
혈액질환	일반혈액질환 혈액검사	빈혈, 백혈병, 급만성감염, 바이러스 감염 등
심혈관계	중성지방 혈액검사	동맥경화, 이상지질혈증, 순환기질환 등
혈당	당뇨질환 혈액검사	당뇨병
신장기능	신장질환 혈액검사	신기능장애, 신부전증, 뇨독증 등
관절염, 통풍	요산, 류마티스 인자 혈액검사	통풍성 관절염, 전해질 대사이상 등
갑상선 질환	갑상선자극호르몬 (TSH)	갑상선기능 항진증 또는 저하증
바이러스	B형간염 항원, 항체	B형간염 검사

혈액정밀B형

종별	검사항목	관련 질환 및 설명
문진	의사 진료 및 상담	과거 병력, 신체상태 진료
바이러스	A형간염 항체	A형간염 검사
	B형간염 항원, 항체	B형간염 검사
	C형간염 항체	C형간염 검사
간기능	간장질환 혈액검사	간장질환, 황달, 급만성간염, 지방간 등
혈액질환	일반혈액질환 혈액검사	빈혈, 백혈병, 급만성감염, 바이러스감염 등

종별	검사항목	관련 질환 및 설명
심혈관계	중성지방 혈액검사	동맥경화, 이상지질혈증, 순환기질환 등
혈당	당뇨질환 혈액검사	당뇨병
	당화혈색소	2~3개월 평균혈당 추적검사
신장기능	신장질환 혈액검사	신기능장애, 신부전증, 뇨독증 등
관절염, 통풍	요산, 류마티스 인자 혈액검사	통풍성 관절염, 전해질 대사이상 등
암표지자	AFP	간암, 태아성 암항원 혈액검사
	CEA	대장암, 췌장암, 직장암, 결장암
	PSA (남자)	전립선암 표지자 검사
	CA-125 (여자)	난소암 표지자 검사
매독검사	매독반응검사	매독 감염 여부
갑상선 질환	Free T4, 갑상선자극호르몬 (TSH)	갑상선기능 항진증 또는 저하증

II. 건강검진 전후 주의사항

1. 검진 전 주의사항

검진 전 최소 8시간 공복

검진 전날은 오후 8시 이전에 식사해야 하며 저녁 식사는 가볍게 한다. 밤 12시까지 물 섭취가 가능하며, 검진 당일에는 물 포함하여 껌과 담배도 삼가야 한다. 껌은 혈당 수치에 영향을 줄 수 있으며 담배는 혈압을 높이고 흉부검사에 지장을 줄 수 있다.

또한 혈당, 혈중 콜레스테롤 및 중성지방, 간기능수치 등에 영향을 미칠 수 있기 때문에 정확한 검진을 위해서는 검진 2~3일 전에는 기름진 음식, 음주 및 과로는 피하는 것이 좋다.

복용약, 병력 및 기저질환 등에 대해 의료진과 상의할 것

• 복용약이 있을 때

복용하는 약이 있을 경우 건강검진 전 반드시 의료진과 상의한다. 혈압약, 심장약, 갑상선약, 항경련제는 검진 당일 아침 6시 이전에 최소량의 물과 함께 복용한다. 하지만 공복 상태에서 저혈당 쇼크가 올 수 있기 때문에 당뇨약은 검진 당일 복용하면 안 된다.

내시경 검사 시 항혈소판제(아스피린, 플라빅스, 프레탈 등)와 항응고제(와파린, 쿠마딘, 헤파린 등) 복용자는 처방받은 병원 담당의와 상의하고 7일 전부터 중단해야 한다. 특히 혈압약, 당뇨약, 심장약 복용자는 아스피린 약제가 포함되어 있는지 미리 확인해야 한다. 이는 내시경 검사 중 조직검사 또는 용종을 제거할 경우 출혈의 위험이 있기 때문이다. 만약 검진 전까지 아스피린 등 중단이 어려울 경우 조직검사, 용종절제술 등에 제한이 발생되므로 반드시 의료진에게 알리고 상의한다.

• 병력, 수술력, 기저질환, 알레르기가 있을 때

치료 중인 질환, 시술 이력, 기저질환, 알레르기가 있는 경우 일부 검사가 제한될 수 있어 반드시 사전에 정보를 공유해야 한다. 그 외에도 건강검진에 참고할 만한 사항을 의료진에게 미리 알려야 한다.

여성 대상자의 검진 시 주의사항

• 임신 중일 때

방사선 및 약물 노출은 태아에 위험을 끼칠 수 있기 때문에 가임기 여성은 생리주기를 체크하여 임신 가능성 여부를 확인해야 한다. 임신 중일 경우 기초검사 일부와 혈액검사, 일부 초음파 검사 등은 가능하다.

• 생리 중일 때

생리 중 소변검사, 자궁경부 세포검사가 제한되므로 생리
가 끝난 4~5일 후 검사를 권장한다.

• 수유 중일 때

수유 중에는 유방 촬영과 유방 초음파 검사가 제한되며 수
유 중단 최소 6개월 후 가능하다.

• 자궁경부세포 검사 전

자궁경부세포 검사 24시간 전부터는 부부관계, 질정, 크림,
질 세정제 사용을 금지한다.

기타 주의사항

• 대변검사

대변검사 시 검진 전날 또는 당일 오전에 채취를 권장하며
채취한 대변은 서늘하게 보관해야 한다. 대장 내시경을 함께
예약했을 경우 장 정결제를 복용하기 전에 대변을 채취할 것
을 권한다.

• 소변검사

검진 당일 소변검사를 포함하여 골반 초음파, 하복부 초음

파 검사가 있는 경우 소변은 되도록 참고 내원한다.

• 시력검사

교정시력 측정을 위해 안경 또는 콘택트렌즈를 착용 후 검사한다. 단, 안압검사 시 렌즈가 손상될 수 있으므로 안압검사 전 렌즈를 제거한다.

• 기타

분실 위험이 있으므로 귀중품 휴대는 삼가야 하며, 어린이 동반도 자제하는 것이 좋다.

내시경 검진 시 유의사항

• 수면 내시경 시 대중교통 이용

수면 내시경 후 충분히 안정을 취했더라도 수면 진정 약제의 영향으로 차량 운전 시 사고 위험이 발생할 수 있다. 그러므로 당일 자가운전은 불가하며 반드시 대중교통을 이용하거나 보호자를 동반하도록 한다. 일반적으로 보호자 동반을 하지 않아도 되지만, 고령이거나 혼자 이동이 불편한 경우에는 보호자와 함께 귀가하는 것을 권한다.

• 대장 내시경 시 장 정결

대장 내시경 전에는 장 정결을 위해 반드시 안내문을 확인하여 검진 3일 전부터 음식을 조절하고 시간에 맞춰 장 정결제를 섭취해야 한다. 장 정결이 잘 이뤄지지 않았을 경우 정확한 진단이 어렵고 검사 자체가 불가능할 수 있다. 그로 인해 재검사가 필요한 경우 시간과 비용이 추가된다. 장 정결제 섭취 후에는 탈수 방지를 위해서 수분을 충분히 섭취하는 것이 좋다.

• 매니큐어 및 젤네일 제거

수검자가 매니큐어 및 젤네일을 했을 경우 수면 내시경 시 산소포화도 측정 불가로 검사가 제한되기 때문에 최소 2개 이상 지우고 난 후 검진을 받도록 한다.

• 치아가 약한 경우

치아가 약한 사람이 수면 내시경 중 무의식적으로 마우스피스를 꽉 물거나 입을 계속 움직이면 입술이나 치아가 손상될 수 있으므로, 이런 경우 비수면 검사를 받는 것을 권한다.

• 검진 당일 혈압이 높거나 심전도에 이상 소견 발견 시 의사 상담 후 내시경 검사가 제한될 수 있다.

2. 검진 후 주의사항

위 내시경 검진 후 주의사항

• 목 통증

위 내시경 검사 시 힘을 많이 주고 구역질을 심하게 한 경우, 목에 통증이 있을 수 있고 침에 피가 섞여 나올 수 있다. 이러한 증상은 시간이 지나면서 사라지므로 크게 걱정하지 않아도 된다. 미지근한 물을 마시거나 목을 헹궈 내면 증상 완화에 도움이 된다.

• 복부 불편감

검사 도중 공기 주입으로 인한 복부 불편감이 있을 수 있으며, 검사 후 트림을 해서 공기가 제거되면 증상이 완화된다.

• 출혈

위 내시경 검사 및 조직검사 후 합병증으로 출혈이 있을 수 있다. 토혈(다량의 피를 토함), 혈변(붉은색의 혈변 또는 검은색의 흑색변) 등의 증상이 지속될 경우 검진받은 의료기관에 연락하거나 가까운 응급실에 방문해야 한다.

• 부종

검사 후 좌측 턱밑 침샘이 막혀 부종이 생길 수 있다. 이는 시간이 지나면 나아진다. 미지근한 수건으로 찜질을 하면 증상 완화에 도움이 된다.

대장 내시경 검진 후 주의사항

• 복부 불편감

대장 내시경 검사 도중 주입된 공기로 인한 복부 불편감이 있을 수 있으며, 가스를 배출하면 편해진다. 만약 증상이 나아지지 않으면, 따뜻한 주머니를 복부에 대거나 무릎을 꿇고 상체와 머리를 낮추고 손을 뻗으며 엉덩이를 올린 자세를 취하면 도움이 된다.

• 어지러움, 구토

투여된 약제 때문에 어지러움과 구토 증세가 나타날 수 있으나 2~4시간가량 지나면 완화된다.

• 음주, 장거리 여행 등 제한

대장 용종절제술 시행 후 음주, 장거리 여행, 운동, 등산, 배변 시 힘 많이 주는 행동은 일주일가량 금한다. 비행기 탑승은 약 7~10일 후부터 가능하다.

• 혈변, 복통, 발열

대장 내시경 검사 및 용종절제술 후 합병증으로 간혹 출혈과 천공이 있을 수 있다. 혈변(붉은색의 혈변 또는 검은색의 흑색변), 심한 복통, 발열, 호흡곤란, 쇼크, 열, 심한 어지럼증 등의 증상이 있으면 검진받은 의료기관에 연락하거나 가까운 응급실에 방문해야 한다.

내시경 검사 후 식사

• 내시경 검사 후 첫 식사는 1시간 후

내시경 검사 후 첫 식사는 1시간 뒤부터 가능하다. 물 섭취 후 크게 불편감이 없을 시 소화가 잘되는 죽/밥으로 섭취하는 것이 좋다. 위 내시경 검사는 검사 전 사용한 인후두 마취제로 인해 마취가 완전히 풀리기 전에 식사하면 음식물이 기도로 넘어가 흡인될 수 있고, 조직검사로 인한 출혈을 예방하기 위해 식사 가능 시간을 준수해야 한다.

• 용종절제술 후 금식

용종절제술을 시행한 경우에는 병원에서 안내받은 시간 동안 금식을 해야 한다. 금식하는 동안 미지근한 물, 이온음료 등 섭취는 가능하다. 금식 이후 첫 식사는 부드러운 죽 또는 자극적이지 않은 반찬(두부, 계란찜 등)으로 먹는 것이 좋다.

• 검사 당일 활동 자제

검사 당일은 중요한 회의나 운동을 포함하여 사우나 등도 피하고 가급적 휴식해야 한다.

• 당뇨약 복용

당뇨약을 복용하는 경우 혈당 체크 및 식사 후 당뇨약을 복용해야 한다. 내시경 검사 전후 금식 여부와 관련한 약 복용 시기에 대해 처방 의사와 상의한다.

• 항혈소판제, 항응고제 복용

검사를 위해 항혈소판제(아스피린, 플라빅스, 프레탈 등)와 항응고제(와파린, 쿠마딘, 헤파린 등)를 중단한 경우 의사와 상의한 후 복용 가능하다.

• 조직검사 결과 확인

조직검사 결과는 검사 약 2주 이내에 확인할 수 있다.

검진 결과 상담 및 향후 검사

검진을 받는 것만큼 검진 후 결과를 확인하는 것도 중요하다. 우선 검사 수치가 정상 범위 내에 있는지 확인하고, 이해

가 어려운 부분에 대해서는 의료진과 상담해야 한다. 이후에
도 1~2년에 한 번씩 국가건강검진을 수검해야 하며 내시경,
초음파 등 검사는 의사의 권고에 따른 주기로 검사받는 것이
좋다. 또한 검사 주기가 안 되었다 하더라도 건강에 이상이 느
껴지면 빠른 시일 내에 병의원/검진센터를 찾아 검사를 받는
게 필요하다.

명의들이 말해주는 똑똑한 건강 관리법

K-Health를 이끄는
슬기로운 건강검진

초판 1쇄 발행 2023년 9월 16일
초판 3쇄 발행 2023년 10월 7일

지은이　권혜령
발행처　예미
발행인　황부현
기 획　하나로 의료재단 편집위원회
진 행　박보영
편 집　김정연
디자인　김민정

출판등록　2018년 5월 10일(제2018-000084호)

주소　경기도 고양시 일산서구 중앙로 1568 하성프라자 601호
전화　031)917-7279　　**팩스** 031)918-3088
전자우편　yemmibooks@naver.com
홈페이지　www.yemmibooks.com

ISBN　979-11-92907-18-5　03510